Thomas Bach

Diagnose Krebs – und nun?

Thomas Bach

Diagnose Krebs – und nun?

Ein Begleiter auf dem Weg der Genesung

Ryvellus
bei Neue Erde

Bücher haben feste Preise.
1. Auflage 2016

Thomas Bach
Diagnose Krebs – und nun?

Titelseite:
Foto: Adam Smigielski/iStock.com
Gestaltung: Dragon Design, Elbe

Satz und Gestaltung:
Dragon Design, Elbe
Gesetzt aus der Berkeley Oldstyle

Gesamtherstellung: Appel & Klinger, Schneckenlohe
Printed in Germany

ISBN 978-3-89060-687-3

Ryvellus ist ein Imprint bei Neue Erde.

Neue Erde GmbH
Cecilienstr. 29 · 66111 Saarbrücken
Deutschland · Planet Erde
www.neue-erde.de

FSC
www.fsc.org
MIX
Papier aus verantwortungsvollen Quellen
FSC® C100257

Für meine Patienten,
denen ich viel zu verdanken habe

Inhalt

Teil I Psychoonkologische Betrachtungen

1	Vita Natura Klinik	10
2	Anfangen heißt Loslassen	14
	Gedankeninventur	
	Zurück aus der Zukunft	
3	Krebs, ein raumfordernder Prozess	21
	Reise zum inneren Kind	
4	Erkenntnisse der Salutogenese-Forschung	28
	Entdeckung des Sein	
	Den Tumor zerlieben	
5	Gevatter Tod und das »Rucksackpacken«	39
6	Hinaus aus den Schonungsnummern	49
7	Annehmen, was ist	54
	Die Botschaft der Krankheit	

Teil II Der Sprung über die Abyssos

1	Was wirkt wirkliche Wirklichkeit?	62
2	Bewusstheit in unserem Leben	66
3	Verweilen im Hier und Jetzt	71
4	Zurück zum Ursprung und Davor!	74
	Die Atempause	
5	Mein Reich ist nicht von dieser Welt	81
6	Wer schöpft den Schöpfer?	84
7	Das System des Egos	86
8	Vergebung als Heilsweg?	88
Fazit und Ausblick		90
Über den Autor		93

Teil I

Psychoonkologische Betrachtungen

1
Vita-Natura-Klinik

Krebs! Die Diagnose klingt für viele Menschen erst einmal wie ein Todesurteil. Gilt die Diagnose Ihnen, wird Schock die natürliche Reaktion Ihres Körpers sein.

Und auch das Ritual, das Ärzte anwenden, um Ihnen die Diagnose zu offenbaren, dient nicht gerade dazu, Ihnen ein Gefühl von Hoffnung oder die Gewissheit der Heilung zu vermitteln. Ihr Arzt sieht in der Erkrankung oft den unausweichlichen Tod. Trotzdem versucht er, Sie zu beruhigen, indem er Ihnen ganz schnell die drei Standardverfahren der Schulmedizin anbietet: Stahl, Strahl und Chemo. Möglichst schnell sollen Sie ja sagen zu Verfahren, zu denen es aus seiner Sicht keine Alternative gibt. Im Schock vertrauen Sie sich diesem scheinbar sicheren Verfahren an und begeben sich in die Behandlung.

»Die Ärzte werden schon wissen, was sie tun«, ist der Leitgedanke, mit dem Sie Ihre Ängste und Zweifel über diese Behandlung, von der Sie sicherlich schon viel gehört haben, niederkämpfen. Es scheint ja wirklich keine Alternative zu geben, und so muss der Krebs erst einmal aus dem Körper entfernt werden wie jeder Fremdkörper, der nichts mit Ihnen zu tun hat, ja sogar Ihr Feind ist!

Diese Sichtweise macht deutlich, warum die Sprache der Krebsbehandlung nur so von Kampf- und Kriegsmetaphern wimmelt: »Den Kampf ansagen«, »den Krebs besiegen«, ihn »zerstören« und »vernichten«. Natürlich werden hierzu »schwere Geschütze aufgefahren«, es soll ja helfen. Die Chemotherapie steht an »vorderster Front«.

Die Nebenwirkungen dieser Therapieform sind enorm, und leider gibt es keine wirklich objektiven Studien darüber, wie viele Menschen ihr Leben an die Therapie anstatt an ihre Krankheit verloren haben. Viele Jahrzehnte Forschungsarbeit brachten bisher keinen wirklichen Durchbruch. Leider werden auch Ansätze, die eine Kombination von Schulmedizin und Naturheilkunde vorsehen, nicht wirklich wissenschaftlich untersucht und schon gar nicht offiziell propagiert.

Diese Missstände sind hinlänglich bekannt und brauchen daher hier nicht weiter ausgeführt zuwerden. In diesem Buch möchte ich Ihnen meine psychoonkologischen Erfahrungen aus der Zusammenarbeit mit über 2000 Krebspatienten zusammenfassen. Diese können Ihnen zeigen, dass es immer eine Alternative gibt, ganz gleich, wie bestimmt dies von einer Seite verneint wird.

Wichtig ist es, nach der Diagnosestellung erst einmal innezuhalten. Jetzt ist genau der richtige Zeitpunkt, den Schock, der die Diagnose in Ihnen ausgelöst hat, erst einmal richtig wahrzunehmen. Sie werden vielleicht innerlich wie neben sich stehen, alles Vertraute wird sich plötzlich hohl und leer anfühlen und Wertigkeiten werden sich verschieben.

Wenn Sie in diesem Zustand von außen gedrängt werden, sich einer bestimmten Therapieform zu unterziehen, weil nur diese Ihr Überleben garantieren würde, dann wäre jetzt der schlechteste Zeitpunkt, um eine gute Entscheidung zu treffen.

Jetzt sollten Sie lieber eine umfangreiche Informationsphase anschließen lassen; geben Sie sich einen Zeitraum, in dem Sie sich Zweitdiagnosen einholen und Behandlungsalternativen vorschlagen lassen (wenn ein Behandler diese verneint, dann verabschieden Sie sich freundlich von ihm), sich Informationen aus dem Internet oder Fachliteratur besorgen. Vielleicht erkennen Sie, dass die von Ihnen befragten Fachleute Ihnen ganz unterschiedliche Behandlungsstrategien empfehlen. Achten Sie einmal darauf, ob auch die Empfehlung zum Aufbau Ihres Immunsystems, zum Beispiel nach einer Chemotherapie, vorgeschlagen wird. Ist eine Operation wirklich sinnvoll? Stellen Sie alle Fragen, die Sie interessieren.

Immer mehr Patienten entschließen sich, entweder vor oder nach einer Operation naturheilkundliche Wege zu beschreiten –

alleinig oder begleitend. So kommen die Patienten auch zu uns, in die Vita-Natura-Klink. Es ist eine Klinik, in der hauptsächlich ganzheitliche, naturheilkundliche Methoden zur Krebsbehandlung angewandt werden – seit über fünfundzwanzig Jahren und sogar (noch) von den gesetzlichen Krankenkassen bezahlt.

Das Methodenspektrum reicht von A wie Akupunktur bis Z wie Zahnherdsanierung. Die wichtigsten Hilfsmittel sind aber wohl die Misteltherapie, die Hyperthermie und die Vitamin C-Hochdosistherapie auf der körperlichen Ebene. Unsere Kollegen aus der Fachklinik Pro-Leben in Greiz haben in ihrem Buch diese Methoden zusammengestellt. Bei Interesse empfehle ich dieses Buch zur vertiefenden Lektüre. Es wird darin sehr deutlich, wie ein gestärktes Immunsystem die beste Grundlage für einen Genesungsprozess ist und dass die Herangehensweise der Schulmedizin diesem Gedanken diametral entgegengesetzt ist, da gerade die Chemotherapie das Immunsystem sehr schädigt, und nach der Behandlung wird dann »vergessen«, einen Aufbau zu empfehlen.

Der ganzheitliche Ansatz geht natürlich über die rein körperliche Behandlung hinaus und beachtet auch die seelischen Faktoren eines Heilungsprozesses. In diesem Buch werden diese Zusammenhänge von Seele, Körper und Krankheit näher erläutert. (Der moderne schulmedizinische Name dieses Ansatzes heißt »Psycho-Neuro-Endokrinologie«.) Dabei möchte ich Ihnen insbesondere auch die vielen Übungen, die Sie in diesem Buch finden, ans Herz legen. Sie haben sich in der Praxis sehr bewährt und helfen, den Genesungsprozess zu beschleunigen. Vielleicht finden Sie eine vertraute Person, mit der Sie zusammenarbeiten wollen, denn manche der Übungen lassen sich am besten ausführen, wenn ein Partner sie vorliest. Diese Übungen sind besonders gekennzeichnet.

Unsere Patienten sind für vier oder fünf Wochen in der Klinik und haben damit eine Chance, sich unter guter Betreuung der Zäsur in ihrem Leben bewusstzuwerden. Hierbei kann sich eine schrittweise Annäherung und Aussöhnung mit dem akuten

Geschehen ergeben. Dieses Buch ist so aufgebaut, dass die einzelnen Schritte auf diesem Weg genau aufgezeigt werden. Sie können diese dann auch für sich vollziehen und hoffentlich einen Gewinn aus der Bearbeitung der Übungen und der dazugehörenden Ausführungen ziehen.

2
Anfangen heißt Loslassen

Zu allen Zeiten war es bewusst lebenden Menschen wichtig, sich für eine gewisse Zeit aus dem Alltag zurückzuziehen und innere Einkehr zu halten: Rückzug – neudeutsch »Retreat«.

Jetzt ist für Sie vielleicht der richtige Moment gekommen, sich aus allen Verpflichtungen des Alltags herauszunehmen und innezuhalten. Bitte nehmen Sie sich täglich wenigstens eine Stunde Zeit, in der Sie sich mit sich und Ihrer Situation beschäftigen. Vielleicht wird es Ihnen erst einmal unlogisch vorkommen, denn Sie wollen dieser furchtbaren Lage, die mit der Diagnose entstanden ist, eher entfliehen. Das ist ein ganz natürlicher Impuls: weg von dem, was uns Angst macht. Ich möchte Ihnen den umgekehrten Weg empfehlen: Schauen Sie genau hin, was Ihnen Angst macht, und beginnen Sie, es auf konstruktive Weise zu betrachten. Vielleicht darf ich Sie auf diesem Weg begleiten. Wir werden also gemeinsam diese Bereiche anschauen, und es könnte sein, dass sich im Laufe der Lektüre dieses Buches Ihre Sichtweise verändert. Schön wäre es, wenn diese Veränderung Ihnen auf dem Wege zur Genesung diente.

Fangen wir also mit dem ersten Schritt an: Loslassen.

Die meisten unserer Patienten kommen mit ganz bestimmten Vorstellungen zu uns in die Klinik. Diese Vorstellungen beinhalten sehr oft medizinische Absolutismen, zum Beispiel wurde ihnen gesagt: »Sie müssen jetzt sofort mit der Behandlung beginnen, sonst können wir für nichts garantieren!« Unter Behandlung sind natürlich nur die drei genannten Verfahren von »Stahl, Strahl und Chemo« zu verstehen. Etwas anderes gibt es ja nicht!

Manchmal kommt es noch schlimmer. Es gibt leider immer noch Ärzte, die meinen, ihren Patienten sagen zu müssen, wie lange sie noch zu leben haben. Dies halte ich persönlich für eine schwere Form der Körper- und Seelenverletzung, denn erstens entscheidet eine höhere Instanz über unseren Todeszeitpunkt und zweitens wirkt solch eine »schwarzmagische Prophezeiung« geradezu verheerend auf das Immunsystem des Patienten. Ich persönlich würde jeden Arzt, der meint, mir so etwas sagen zu müssen, sofort verlassen und mir einen Behandler suchen, der mir in jeder Phase des Prozesses klarmacht, dass sowohl das Leben als auch der Tod möglich sind und es ganz wesentlich von mir selbst abhängt, wohin die Waage sich neigt.

Die Angst, zu spät dran und darum vom Tod bedroht zu sein, ist für jeden Menschen schwer auszuhalten. Dass es allerdings gerade diese Angst ist, die viele Patienten zu Maßnahmen greifen lässt, die sich im Nachgang als falsch oder schädlich herausstellen, wird mir in der Klinik sehr oft erzählt. Leider haben sich bei den meisten Behandlern die Erkenntnisse der modernen Gehirnforschung noch nicht herumgesprochen (man hat ja auch gar keine Zeit, sich mit anderen Disziplinen als der eigenen Wissenschaftsrichtung zu beschäftigen). Die Gehirnforscher fanden nämlich heraus, dass jede in einer angespannten Situation gegebene Information sich ganz tief im Gehirn festsetzt und durch logisch arbeitende Gehirnareale des Großhirns nicht mehr direkt korrigiert werden kann. Eine Aussage wie etwa: »Sie leben noch ein halbes Jahr«, löst im Körper eine Kaskade von biochemischen Prozessen aus, die bis ins Immunsystem hinein sehr schädliche Auswirkungen hat – bis hin zum eigenen Tod, wobei der Krebs dann dafür gar nichts kann.

Sicherlich haben Sie schon einmal von der wahren Geschichte von dem Mann gehört, der aus Versehen in einem Kühlwagen eingesperrt wurde. Als man ihn am nächsten Tag fand, war er tot. Allerdings war die Kühlanlage des Wagens gar nicht angeschaltet, und nur seine Vorstellung, jetzt erfrieren zu müssen, bewirkte in seinem Körper eine Veränderung, die ihn tatsächlich hat erfrieren lassen. Der Arzt, der ihn untersuchte, fand eindeutige Kältetodanzeichen. Die Macht der Gedanken!

Unsere erste gemeinsame Aufgabe ist also das Loslassen. Alte Konzepte, die Sie über sich selbst, »Ihren« Krebs und den Heilungsprozess verinnerlicht haben, sowie alle Glaubenssätze, die negative Auswirkungen haben können, geraten nun in den Fokus der Aufmerksamkeit.

Dazu soll Ihnen die erste Übung dienen.

Gedankeninventur

Nehmen Sie sich bitte eine Stunde Zeit, besorgen Sie sich Stift und Papier und schreiben Sie einfach erst einmal alles auf, was Ihnen zum Thema Krebs und Heilung einfällt. Bitte lassen Sie dabei möglichst alles unzensiert aus Ihrem Kopf auf das Papier fließen. Bitte beginnen Sie jetzt gleich damit, bevor Sie weiterlesen, denn nur wenn Sie diese Übung auch tatsächlich ausführen, kann der gewünschte Erfolg eintreten.

Schreiben Sie schon oder lesen Sie immer noch weiter? Jetzt wird es aber höchste Zeit…

Gut, nun markieren Sie mit einem roten Stift alle Aussagen, die Ihnen negativ erscheinen. Jetzt werden Sie erkennen, dass es wahrscheinlich nur so wimmelt vor roten Sätzen auf Ihrem Blatt.

Alle diesen vielen negativen Sätze haben als Gedanken negative Auswirkungen auf Sie und Ihren Genesungsprozess. Deshalb ist es wichtig, sich ihrer bewusstzuwerden. Der Wunsch, dass diese Gedanken nicht mehr da wären, ist zwar verständlich, Sie werden es jedoch nicht schaffen, sie abzustellen, aber Sie können mit dieser Übung beginnen, Ihre Gedanken zu disziplinieren. Ihr weiterer Auftrag ist jetzt, sich täglich 20 Minuten Zeit zu nehmen und wieder alles aufzuschreiben, was Ihnen einfällt. Versuchen Sie diesen Zeitraum möglichst immer auf dieselbe Zeit zu terminieren.

Im Laufe des Tages, wenn Sie ein negativer Gedanke überfällt, wenn Angst hochkommt, dann sagen Sie sich innerlich: »Jetzt nicht!« oder »Stop! Du bist jetzt noch nicht dran. Später – oder morgen zur entsprechenden Zeit – werde ich mich wieder um dich kümmern!« Dann gehen Sie weiter Ihrer Beschäftigung nach oder, besser noch, Sie nutzen das Denken an ängstigende Themen als Signal Ihres Unterbewusstseins, das Sie daran erinnert, gerade jetzt etwas Gutes und Gesundheitsförderliches für sich zu tun.

Zur festgesetzten Schreibzeit nehmen Sie sich wieder Ihre »gesammelten Werke« vor und geben erneut allen Befürchtungen und Ängsten Raum. Sie werden merken, dass Sie nach spätestens zwei Wochen immer weniger zu schreiben wissen. Dann schreiben Sie einfach Ihre Bedenken von vorher ab.

Machen Sie diese Übung so lange, bis Sie das Gefühl haben, dass das Ängstigende für Sie keine große Bedeutung mehr hat. Der Vorteil dieser Übung liegt darin, dass Sie Ihre Gefühle und Gedanken nicht verdrängen, sondern disziplinieren. Diese Gedankendisziplin wird Ihnen in vielen Situationen Ihres Genesungsprozesses noch hilfreich sein.

Sollten Sie tatsächlich mit einer ärztlichen Aussage zur vermeintlichen Länge Ihres Lebens konfrontiert worden sein, dann machen Sie sich bitte Folgendes klar:

Falls Sie ein religiöser Mensch sind, dann kennen Sie vielleicht den Spruch aus der Bibel: »Meine Zeit steht in Deinen Händen.« In unserem Zusammenhang kann das bedeuten, dass Sie entweder Ihren Arzt mit Gott gleichsetzen oder, und das ist meine Empfehlung, ihn einfach für einen Menschen halten, der gerne Gott wäre. (Der Volksmund spricht ja auch manchmal von den »Halbgöttern in Weiß«.) Jetzt, mit etwas Abstand betrachtet, wird es also Zeit, Ihrem Arzt zu vergeben.

Vergeben Sie ihm, dass er sich nicht darum gekümmert hat, welche Auswirkungen seine Aussagen für Sie haben können.

Vergeben Sie ihm, dass er in seinem Studium den Teil über das Immunsystem und die Wirkungen der Gedanken darauf verschlafen oder vergessen hat.

Vergeben Sie ihm, dass er nur statistische Hochrechnungen im Kopf hat und dabei auch noch vergisst, dass jede Statistik nicht nur einen Mittelwert besitzt, sondern es immer Fälle auch jenseits dieses Wertes gibt. Und ganz besonders: Sie sind nicht Teil seiner Statistik, denn dann wären Sie schon in den Händen Gottes. Da Sie aber dieses Buch gerade lesen, können seine Statistiken nichts darüber aussagen, auf welcher Seite der statistischen Bandbreite Sie stehen! Das ist logisch, fällt aber keinem Arzt auf.

Vergeben Sie ihm, dass er sich nicht den Alternativen zu seinen Behandlungsmethoden gegenüber öffnen und erkennen darf, dass auch diese Ihrer Heilung dienen werden, denn wenn er das täte, könnte er am nächsten Tag einem Patienten nur mit schlechtem Gewissen einen weiteren »Giftcocktail verabreichen«. Das ist der Grund, warum er sich mit der »Scharlatanerie« der Naturheilkunde gar nicht beschäftigen darf. Wie stünde er auch vor seinen Kollegen da, wenn er diese Horizontöffnung wagen würde?

Vergeben Sie ihm bitte dafür, dass er in einem System gefangen ist, in dem Milliardenbeträge mit der Verabreichung von Gift verdient werden und das Wunder von Leben und die Bewusstheit von Zellen nie beachtet werden.

Am Ende Ihres Vergebungswerkes schreiben Sie Ihrem Arzt einen Brief, dass Sie seine Aussage zur Spanne Ihres Lebens reichlich bedacht haben und zu dem Entschluss gekommen sind, dieser nun doch nicht Folge zu leisten, sondern die Dauer Ihrer Lebenszeit einer höheren Instanz, als er es ist, zu übergeben. Und falls Sie sich im Laufe Ihres Genesungsprozesses doch für eine Chemotherapie entscheiden sollten, dann würden Sie gerne auf seine Hilfe zurückgreifen.

Sie merken, es geht darum, die Selbstbestimmung über den Genesungsprozess wieder zurückzuerhalten.

Victor Frankl, der große Wiener Psychiater, der den Aufenthalt in mehreren Konzentrationslagern überlebte, beschrieb in seinen Büchern, dass Mitgefangene ganz schnell starben, wenn ein inneres Ziel nicht erreicht wurde. So wollten viele seiner Mitgefangenen unbedingt bis Weihnachten 1944 durchhalten, weil sie hofften, dass mit dem Beginn des neuen Jahres der Horror vorbei sein müsste. Doch als das neue Jahr begann und sich nichts geändert hatte, gaben viele innerlich auf und starben in kurzer Zeit. Er selbst überlebte nur deswegen, weil er eine Vision davon hatte, wie er vor einem großen Auditorium seine Erfahrungen im Konzentrationslager schilderte. Diese Vision verhalf ihm zum Überleben und wurde 1946 in Wien Wirklichkeit.

Wenn Sie also mit einem Datum konfrontiert wurden, dann machen Sie sich klar, dass dies erst einmal nur eine Aussage über die Welt des Arztes ist, in der er lebt. Sie können dieses Datum in Ihrer Phantasie beliebig verändern. Überlegen Sie sich also bitte jetzt einmal, wie lange wollen Sie denn persönlich leben?

Sie werden merken, dass die Antwort auf diese Frage von mehreren Faktoren abhängt. Bestimmt haben Sie sich gesagt, dass dies von Ihrem Gesundheitszustand abhängt. Denn viele Menschen erachten ein Leben in Schmerzen und mit Einschränkungen nicht für lebenswert und setzen dann lieber die Lebenszeit kürzer an. Es hängt also davon ab, wie Sie sich Ihre Zukunft ausmalen.

Hier müssen wir jetzt die Erkenntnisse von Victor Frankl mit einbeziehen. Ihre Vision von Ihrer Zukunft sollte sinnvoll für Sie sein. Dazu benutzen wir die nächste Übung, die Sie auch wieder so genau und ausführlich wie Ihnen möglich machen sollten.

Diese Übung heißt: Zurück aus der Zukunft

Nehmen Sie sich wieder Papier und Stift, vielleicht wollen Sie sich aber auch ein Buch mit leeren Seiten kaufen, weil Sie Ihren Veränderungsprozess dauerhaft verewigen wollen. Stellen Sie sich nun vor, Sie befinden sich fünf Jahre weiter in Ihrer Zukunft. Ich schreibe dieses Buch im Jahre 2015, Sie stellen sich also das Jahr 2020 vor. Jetzt kommt der wichtigste Teil der Übung: Lassen Sie alle Verpflichtungen, Geldnöte, Beziehungen zurück und stellen Sie sich vor, dass es im Jahr 2020 nur noch genau das gibt, was Sie sich schon immer erträumt oder gewünscht haben.

Erträumen Sie sich dabei ganz genau, wo Sie wohnen, was oder ob Sie arbeiten und mit wem Sie wie leben. Lassen Sie wieder Ihrer Phantasie freien Lauf und erstellen Sie sich eine Vision, die sich wirklich zu leben lohnt, alle Sinne anspricht und Sie mit Freude erfüllt. Je detailgenauer Sie diese Vision aufschreiben, um so besser.

Im nächsten Schritt »erinnern« Sie sich aus der Zukunft an die Zeit vor fünf Jahren, als Sie diese Diagnose Krebs bekamen. Sie schreiben sich aus Ihrer »Erinnerung« genau auf, was Sie unternommen haben, Schritt für Schritt, um wieder ganz gesund zu werden, um nun im Jahr 2020 genau so leben zu können, wie Sie es sich schon immer gewünscht haben.

Beschreiben Sie so genau wie möglich, wie sich Ihr Leben in diesen fünf Jahren verändert hat. Bitte beachten Sie dabei, dass Sie letztendlich alles erreichen können, wenn Sie die Schritte auf dem Weg zu Ihrem Ziel nur klein genug machen!

3
Krebs, ein raumfordernder Prozess

In der psychosomatischen Medizin gilt der Körper (Soma) als Spiegel der Seele (Psyche). Die beiden Autoren Dethlefsen und Dahlke haben schon Mitte der Achtziger das Postulat geprägt, dass uns das Symptom (die Krankheit) das vorlebt, was uns im Bewusstsein fehlt. Nun wird der Krebs, auch schulmedizinisch, als »raumfordernder Prozess« beschrieben. Hier sind wir bei einem ganz zentralen Thema, das mir in der Arbeit mit Krebspatienten immer wieder begegnet ist:

Sich seinen eigenen Raum fordern!

Viele Patienten schildern, dass sie sich ihr »Leben lang« für die Bedürfnisse und Wünsche ihrer Angehörigen oder Arbeitskollegen aufgeopfert und für sich keinen Raum gefordert hätten.

Jetzt, nach der Diagnose, wird es höchste Zeit, umzudenken und neue Prioritäten zu setzen. Von vielen Patientinnen (denn in erster Linie kommen zu uns Frauen) bekomme ich dann zu hören: »Ich möchte aber kein Egoist werden!« Egoismus scheint in ihren Augen etwas ganz Verpöntes zu sein. Ist es aber tatsächlich schon Egoismus, wenn Sie Ihre eigenen Bedürfnisse wahrnehmen, sie dann auch zu äußern wagen und sich dafür einzusetzen, dass sie erfüllt werden?

In der Kindheit sind die eigenen Bedürfnisse oft in den Hintergrund gedrängt worden, wenn wir die Botschaften von unseren Eltern gehört haben: »Sei ruhig«, »jetzt nicht«, »lass die anderen zuerst« und vieles andere mehr. Wir haben daraus irgendwann gelernt, dass Bedürfnisse zu äußern, sich nicht lohnt oder sich nicht »schickt«. Dieses Gebot unserer Eltern sitzt tief in uns fest. Es ist daher nötig, die Erlaubnis zur »Raumforderung« von einer höheren moralischen Instanz zu erhalten.

Die wichtigste Aufforderung im Christentum finden wir in dem Spruch: »Liebe deinen Nächsten wie dich selbst.« Im Erziehungsalltag unserer christlich geprägten Welt wird allerdings nur der erste Teil, die Nächstenliebe, in den Vordergrund gestellt. Wie kann allerdings Liebe zu unserem Nächsten entwickelt werden, wenn das eigene So-Sein mit allen Bedürfnissen abgewertet wird? Solange ich also mich selbst oder Anteile von mir nicht angenommen habe, wird die Liebe zum Nächsten auch nicht vollständig und immer nur mit Einschränkungen gelingen.

Wo kommt diese Ablehnung des Eigenen her? Natürlich finden wir auch hier wieder Botschaften aus dem Elternhaus, denen wir die »Schuld« zuschieben könnten. Zuschreibungen, die mit »Du bist...« beginnen, lassen das innere Bild, das sich ein Kind von sich selbst macht, allmählich mehr und mehr verfestigen. Wenn es etwas oft gesagt bekommt, dann kommt das Kind zu der Überzeugung, dass dies wohl die Wahrheit sei, und das Eigenbild entsteht. Das Kind hält sich dann nicht mehr für liebenswert, denn das Gesicht, das die Eltern bei den Zuschreibungen machen, spricht nicht gerade von Liebe und positiver Bestätigung. Es lernt, dass die eigenen Bedürfnisse nicht gewünscht sind, und damit ist es selbst nicht erwünscht.

Diese Annahme des Unerwünschtseins veranlasst das Kind, sich mit seinen Bedürfnissen abzuwerten und sie in den Hintergrund treten zu lassen. Die Wünsche der anderen werden in den Vordergrund geschoben und nach Möglichkeit erfüllt. Das entspricht dann sogar dem Gebot der »Nächstenliebe«.

Die Diagnose Krebs verändert alles. Auch die alten Paradigmen können auf den Prüfstand gestellt werden und die Hinwendung zu den eigenen, lange nicht wahrgenommenen Bedürfnissen sollte nun geschehen. Hierzu ist es wichtig, mit dem Teil in sich selbst Kontakt aufzunehmen, der vor langer Zeit beschlossen hat, sich nicht mehr wichtig zu nehmen. Das innere Kind.

Die Reise zum inneren Kind

Nehmen Sie sich jetzt wieder Zeit für diese Begegnungsreise zu Ihrem inneren Kind. Schaffen Sie sich eine möglichst störungsfreie Umgebung, und vielleicht wollen Sie sich eine sanfte und entspannende Musik auflegen.

Legen Sie sich auf eine bequeme Unterlage und schließen Sie die Augen. Lauschen Sie einige Atemzüge lang auf die Umgebungsgeräusche und die Musik. Wenn Sie der Meinung sind, dass es Geräusche gibt, die Sie stören könnten, dann versuchen Sie, sich innerlich die Erlaubnis zu geben, dass diese Geräusche weiterhin da sein dürfen, Sie sich jetzt aber darum nicht kümmern brauchen. Die Welt darf jetzt ohne Sie auskommen. Dann lauschen Sie noch ganz bewusst auf die »störenden« Geräusche und erkennen, dass da draußen tatsächlich auch *ohne* Sie alles abläuft. Entscheiden Sie sich dann, Ihren Fokus auf die innere Welt zu richten, die nur *mit* Ihnen ablaufen kann.

Hier ist zu allererst der Atem deutlich wahrnehmbar. Konzentrieren Sie sich auf das sanfte Ein und Aus Ihres Atems. Nehmen Sie wahr, wie der Atem Ihren Körper bewegt...

Lassen Sie Ihre Aufmerksamkeit dann zu Ihren Füßen wandern. Spüren Sie einfach nur, wie diese sich anfühlen.

Dann spüren Sie höher hinauf zu den Waden..., den Knien...., den Oberschenkeln..., vielleicht können Sie Ihren Beinen gestatten, etwas schwerer zu werden und tiefer in die Unterlage zu sinken...

Nehmen Sie die Becken- und Gesäßregion wahr und gestatten Sie Ihren Gesäßmuskeln, ein klein wenig mehr loszulassen. Das Becken kann dann ein bisschen tiefer in die Unterlage sinken...

Spüren Sie Ihren Bauchraum, der sanft vom Rhythmus des Atems bewegt wird..., ebenso der Brustkorb...

Die Schultern..., die Arme... alles darf allmählich mehr und mehr schwerer werden.

Lassen Sie Ihre Aufmerksamkeit weiter nach oben gleiten über Ihren Hals zum Kopf... und nehmen Sie hier Ihre Augen wahr..., Ihre Nase..., Ihren Mund..., Ihre Ohren...

Spüren Sie Ihren Kopf als Ganzes… rund wie eine Kugel… schwer, fest und massig…, dazu Ihren Rumpf… wie ein Kegel auf der Kegelbahn…, schwer und massig… und dazu die Arme und die Beine…

Ihr ganzer Körper ist schwer, dicht und massig… und Sie können die Dichte Ihres physischen Körpers genießen…

Und während Ihr Körper jetzt mit jedem Ausatmen noch tiefer in die angenehme Schwere und Wärme sinkt, kann Ihr Bewusstsein mit mir zusammen eine kleine Reise durch Raum und Zeit machen.

Stellen Sie sich vor, dass sich vor Ihrem Zimmerfenster eine Wolke bildet. Diese Wolke wird Sie ganz sanft mitnehmen auf diese angenehme Reise. Steigen Sie nun mit Ihrem Bewusstsein auf die Wolke… sie wird sich jetzt gleich mit Ihnen in Bewegung setzen… Sie gleiten durch Raum und Zeit hindurch ganz angenehm in die Vergangenheit, Ihre Vergangenheit… Ihre Kindheit… Die Wolke bringt Sie an den Ort Ihrer Kindheit, als Sie etwa vier oder fünf Jahre alt waren. Sie erkennen von oben schon die Stadt, die damals ganz anders aussah, Sie erkennen das Viertel, in dem Sie aufwuchsen, und sehen nun das Haus, in dem Ihre Familie wohnte… Die Wolke hält genau an dem Fenster, von dem aus Sie jetzt das kleine Kind sehen. Das kleine Kind, das Sie einmal waren, können Sie nun vom Fenster aus beobachten. Sie sehen eine Szene aus Ihrem Leben, in dem das Kind wieder einmal erlebt, dass seine eigenen Bedürfnisse nicht zählen und es sich den Wünschen der anderen, der Erwachsenen unterzuordnen hat… Schauen Sie sich jetzt die Szene mit dem Abstand von der Wolke aus an. Beobachten Sie. was das Kind erlebt, welche Gefühle es hat und wie es die Situation in seinem Kopf bewertet…

Dann steigen Sie von Ihrer Wolke herab und betreten das Zimmer, in dem das Kind jetzt alleine ist… alleine mit seinen Gefühlen und Glaubenssätzen. Wenden Sie sich dem Kind jetzt zu und geben Sie ihm das, wonach es sich schon immer gesehnt hat... Vielleicht wollen Sie es zu sich auf den Schoß nehmen... vielleicht einfach nur da sein für es... sich Zeit nehmen... vielleicht ist es erst einmal misstrauisch, wer da zu Besuch kommt, und reagiert abweisend... lassen Sie sich einfach die Zeit, die erforderlich ist, um miteinander in Kontakt zu kommen... Ihre einfache liebevolle Präsenz hilft dabei... Erklären Sie dem Kind, dass Sie jetzt Zeit für es haben und solange dableiben, wie es Ihnen beiden gut tut... Lassen Sie sich aus seiner Sicht nochmals beschreiben, was es gerade erlebt hat und wie es ihm jetzt geht... Während Sie es halten, darf es alle Gefühle zeigen, die es hat. Nichts muss jetzt mehr zurückgehalten werden, um die anderen zu schonen... Alles darf da sein... Und erst recht das Kind selbst... Sagen Sie ihm, dass Sie es uneingeschränkt lieben und dass es bei Ihnen seine Wünsche und Bedürfnisse äußern darf... Die Zeit der Rücksichtnahme und Zurückstellung eigener Bedürfnisse ist nun vorbei. Ermuntern Sie Ihr inneres Kind, das Kind, das Sie einmal waren, Ihnen zu helfen, an die eigenen Bedürfnisse zu kommen...

Genießen Sie die Zeit, die Sie jetzt zusammen verbringen, eng aneinander gekuschelt, und bestätigen Sie dem Kind, dass es ganz wunderbar ist, dass es auf der Welt ist. Es muss nicht brav, lieb oder zuvorkommend sein, um von Ihnen geliebt zu werden. Schon sein »Auf-der-Welt-Sein« reicht aus...

Vielleicht wollen Sie mit dem Kind noch etwas ausmachen, was Sie heute gemeinsam mit ihm unternehmen wollen. Auch ein Zauberwort oder eine geheime Geste, um schnell miteinander in Kontakt zu kommen, wäre eine schöne Idee...

Wenn Sie den jetzigen Kontakt ausreichend genossen haben und das Gefühl haben, dass auch »Ihr« Kind sich wohlfühlt, dann bereiten Sie sich beide allmählich auf den Abschied vor. Gehen Sie dabei behutsam vor und versprechen Sie dem Kind, dass Sie jederzeit für es da sind und Sie sich über das Zauberwort erreichen können. Verabschieden Sie sich jetzt auf eine Ihnen angenehme Art und Weise...

Dann begeben Sie sich zurück zu Ihrer Wolke, die vor dem Fenster immer noch auf Sie wartet. Winken Sie sich zu, bis die Wolke langsam mit Ihnen davonschwebt…

Durch Zeit und Raum nähern Sie sich allmählich wieder Ihrem Ausgangsort und der heutigen Zeit, innerlich erfüllt von der Begegnung mit Ihrem inneren Kind…

Die Wolke stoppt wieder genau vor Ihrem Fenster im Hier und Jetzt. Sie bedanken sich bei Ihrem sicheren Gefährt und kommen zurück in Ihren Körper, der die ganze Zeit sicher und bequem hier im Raum war. Indem Sie sich jetzt auf die Einatmung konzentrieren, Ihre Zehen und Finger bewegen, Frische und Wachheit in Ihren Körper einladen, kommen Sie ganz zurück in die Wachheit, ausgeruht und bereichert.

Sie sind jetzt wieder ganz wach!

Der Kontakt zum inneren Kind, das Sie einmal waren, ermöglicht das Erkennen Ihrer kindlichen Bedürfnisse und Wünsche. Vielleicht erstmalig in Ihrem Leben spüren Sie, dass auch Sie berechtigte Ansprüche an das Leben und Ihre Mitmenschen stellen dürfen. Sie haben auch das Recht, diese zu äußern und sich anderen Menschen zuzumuten. Fordern Sie den Raum in Ihrem Leben, der Ihnen zusteht. Raum ist dabei nicht nur als tatsächlicher Raum zu verstehen, sondern auch als Zeit-Raum. Beginnen Sie sich klar darüber zu werden, welche Zeiträume Sie mit anderen Menschen verbringen wollen und welche Sie nur mit sich allein gestalten wollen.

Wie zu Beginn des Buches beschrieben, ist die Zeit für sich alleine eine Möglichkeit, um Kraft und Inspirationen zu tanken. Auch wenn Sie jetzt noch keine Vorstellung davon haben sollten, wie Sie solche Zeiträume füllen, machen Sie sich mit dem Gedanken vertraut, dass Sie ab heute eben nicht mehr uneingeschränkt für alle anderen zur Verfügung stehen, sondern sich auch Stunden mit sich selbst gönnen, sich selbst Raum geben.

Damit kommen wir zum Anfang dieses Kapitels zurück: zu den Erkenntnissen der psychosomatischen Medizin. Ein Postulat der eingangs erwähnten Autoren ist, dass das Symptom dann wieder verschwinden kann, wenn Sie sich die Botschaft des Symptoms ins Bewusstsein geholt und umgesetzt haben. Ihr Unterbewusstsein wird also die körperlichen Prozesse zur Heilung einsetzen, wenn Sie Ihren eigenen Bedürfnissen immer mehr Raum geben.

4
Erkenntnisse der Salutogenese-Forschung

Sie erinnern sich an meine Ausführungen zu den Erkenntnissen von Victor Frankl. Ergänzend zu der Idee, dass Leben primär von einer positiven Vision getragen sein soll, die wir im Kapitel 2 näher angeschaut haben, ergänzen die Salutogenese-Forscher zwei weitere Aspekte: die Verstehbarkeit und die Handhabbarkeit meiner Erkrankung oder des Schicksalsschlages, der mich ereilt hat.

Salus ist der lateinische Begriff für *Heil*, und die *Genesis* ist uns ja als Schöpfungsgeschichte in der Bibel bekannt. Hier geht es also um die Frage, woraus sich Heil schöpfen kann. Ein wesentlicher Vertreter, Aaron Antonovsky, hat Überlebende von Konzentrationslagern befragt, wie sie mit den Erlebnissen dort umgegangen sind. Er erkannte, dass diejenigen, die an der Tatsache, dass viele Verwandte und Freunde in den Lagern den Tod fanden, innerlich zerbrochen sind, relativ schnell gleichfalls starben oder ihr Leben als sinnlos beschrieben und also nichts mehr daraus machten. Andere allerdings, die auch aus diesen katastrophalen Ereignissen mit einem Gefühl der Dankbarkeit für das Überleben herauskamen und in ihrem Überleben einen Sinn sahen, haben relativ lange überlebt und noch einmal ein sinnhaftes Leben aufbauen können. Er reduzierte seine Erkenntnisse auf die Kohärenz von drei wesentlichen Faktoren: Verstehbarkeit, Handhabbarkeit und Sinnhaftigkeit.

Für Ihren eigenen Genesungsprozess heißt dies, dass es wichtig wäre zu erkennen, dass Ihre Krankheit nicht ein zufälliges Ereignis ist, sondern aus Ihrem Leben heraus verstehbar wird. Das heißt, wie es auch in allen Weisheitsbüchern zu lesen ist, Ihre Krankheit kommt nicht von ungefähr, sondern hat speziell mit Ihrem Leben und der Art und Weise, wie Sie es leben, zu tun. Du erntest, was du säst.

Zu Beginn klingt das befremdlich. Ich soll daran schuld sein, dass ich krank bin? Die meisten von uns würden das weit von sich weisen, denn für meine Krankheit bin ich doch nicht verantwortlich. Leichter fällt es uns, die Verantwortung für unser Auto zu erkennen. Wenn ich kein Benzin einfülle, dann wird es stehenbleiben, wenn ich anstatt Benzin Diesel einfülle, wird es stehenbleiben. Wenn ich kein Öl oder falsches Öl benutze, wird es irgendwann stehenbleiben und so weiter. Um wie viel komplizierter ist allerdings der »Mechanismus« unseres Körpers. Viele Dinge können die Zellen unseres Körpers schädigen. Ganz besonders schädigt Stress das Immunsystem, das wir natürlich benötigen, um die in unserem Körper immer vorkommenden Krebszellen in Schach zu halten.

Verstehbarkeit bedeutet in diesem Zusammenhang die Erkenntnis, dass Sie Ihren Körper und damit natürlich auch Ihre Seele oft überfordert haben, nicht rechtzeitig Schluss gemacht, nicht nein gesagt oder einfach den Wunsch Ihres Körpers nach einer Erholungspause nicht anerkannt haben. Jetzt wird es darum gehen, sich darüber klar zu werden, dass Ihre Erkrankung unter anderem auch ein Resultat aus dieser schlechten Abgrenzung ist.

Bitte schieben Sie nicht andere Gründe, wie etwa Genetik oder Zufall vor, denn dann vergeben Sie sich die Chance der Verstehbarkeit. Dann wäre Ihre Erkrankung eine Laune der Natur oder die Schuld Ihrer Eltern, die sie mit solch belastetem Erbgut versehen haben. Glücklicherweise haben die Genforscher inzwischen allerdings auch festgestellt, dass Gene zwar bestimmte Merkmale tragen, diese sich allerdings nicht zwingend ausprägen müssen. Es müssen nach diesen Erkenntnissen immer auch äußere Faktoren hinzukommen, die das genetische Programm auslösen. Der Unsinn, dass jungen Frauen sicherheitshalber die Brüste amputiert werden, deren Mütter an Brustkrebs erkrankten, ist meines Erachtens nur geschäftstüchtigen Gehirnen entsprungen. Also lassen Sie sich auch hier keine Angst einjagen, denn letztendlich ist genau die es, die bewirkt, dass Ihr Immunsystem einen Schlag abbekommt und nicht mehr in der Lage ist, Krebszellen in Schach zu halten.

Eine weitere Ebene der Verstehbarkeit wird sich wahrscheinlich erst nach einer gewissen Zeit einstellen können. Im Rückblick auf Ihr Leben vor der Diagnose werden Sie erkennen, dass die Erkrankung eine Zäsur in Ihr Leben setzte. Viele Patienten ergreifen die Chance dieses Lebenseinschnitts als Möglichkeit, Ihr Leben sinnvoll zu verändern. Neue wesentliche Aspekte werden nach der Diagnose in das Leben integriert und damit oft eine neue, bewusstere Lebensweise. Das Verständnis, dass Krankheit ein Weg zum Heilwerden sein kann, wurde vertieft. In manchen Fällen hörte ich die Formulierung, dass die Erkrankung als Geschenk empfunden wurde. Diese Haltung kann meines Erachtens erst nach einer gewissen Zeit gefunden werden, denn sie setzt eine Aussöhnung und eine starke innere Eigenarbeit voraus.

Wenn Sie also verstanden haben, dass Ihr Tun Ihr Schicksal bestimmt, dann geht es beim nächsten Schritt in der Salutogenese darum, die Handhabbarkeit in Ihr Leben einzuladen. Wenn für uns etwas handhabbar ist, dann haben wir die Fähigkeit, gut damit umzugehen, konstruktiv und lebensförderlich.

Der für Ihr Immunsystem schlimmste Zustand ist das Gefühl von Hilflosigkeit und Ohnmacht. Genau diese Gefühle sind allerdings nach einer Erstdiagnose vorhanden und nehmen auch immer wieder das Bewusstsein gefangen. Die daraus entstehende Lähmung und Hoffnungslosigkeit schränken die Handlungsfähigkeit sehr stark ein. Eine Phase, in der sich eine depressive Verstimmtheit oder sogar eine ausgewachsene Depression einstellt, ist möglich. In dieser Zeit ist es fast unmöglich, in eine positive Handlungsbereitschaft zu kommen, denn die Tendenz geht eher ins Gegenteil: Decke über den Kopf und eine »lasst mich alle in Ruhe«-Mentalität macht sich breit. Wenn es soweit gekommen ist, dann hilft eigentlich nur noch der Gang zum Facharzt, und eine Zeitlang sollten vielleicht sogar Antidepressiva genommen werden. Das selbstgemachte Gefühl vom Fehlen der Handlungsfähigkeit kann das Krebswachstum sehr beschleunigen, und dann wird Heilung sehr schwierig.

Wenn Sie also Tendenzen von: »Ich kann ja doch nichts machen«, bei sich entdecken, dann machen Sie sich bitte folgende Sichtweisen zu eigen:

Diese Stimme in Ihnen, die die Flinte ins Korn werfen möchte, gehört einem inneren Anteil von Ihnen, der sich in Ihrem Leben Gehör verschaffen will. Dieser Anteil vertritt meist ein Bedürfnis, dem Sie vielleicht in Ihrem Leben lange keinen Raum gegeben haben. (Sie erinnern sich, das Raumgeben ist ein wichtiger Aspekt der inneren Arbeit!) Also wird es jetzt Zeit, diesem Anteil von Ihnen Achtsamkeit und Gehör zu geben.

Eine Patientin von mir beschrieb diesen Anteil in einer Trancereise, die wir zu einer inneren Theaterbühne machten und auf der sich dieser Teil zeigen durfte, folgendermaßen:

»Ich sehe eine dunkle Bühne, auf der kauert eine einsame Gestalt. Sie ist nicht sehr alt, eher wie ein Kind. Sie wiederholt dauernd: ›Ich kann das nicht.‹ Es sehnt sich danach, dass jemand kommt und das Tun für das Kind übernimmt. Es will sich irgendwo ankuscheln, beschützt und an die Hand genommen werden.«

Vielleicht können auch Sie sich in dieses innere Bild einfühlen und erinnern sich an die Reise zu Ihrem inneren Kind.

In der Arbeit mit der Patientin haben wir dann auf die Bühne einen inneren Anteil eingeladen, der sehr tatkräftig, aber auch fürsorglich war und dem Kind erst einmal Trost geben konnte, sich dann aber das Kind auf die Schultern setzte und mit ihm zusammen die Dinge anpackte, die es zu tun gab. Im Kontakt mit diesem starken Anteil, aber auch in der Geborgenheit des inneren Kindes ergriff die Patientin wieder das Ruder und begann mit der Therapie.

Jetzt stellen sich natürlich wieder die Fragen nach der Therapie.

Wie soll ich denn mit meinem Krebs anders umgehen, als mich mit den schulmedizinisch empfohlenen Maßnahmen behandeln zu lassen? Diese Frage ist leider immer noch typisch für etwa achtzig Prozent der an Krebs erkrankten Menschen. Leider weisen die behandelnden Ärzte, wie schon erwähnt, nicht auf andere Methoden hin, noch nicht einmal begleitend. Also fängt hier der Auftrag des mündigen Patienten an, den Umgang mit der Erkrankung, ihre Handhabung, und jetzt den Umgang mit der Genesung nicht dem behandelnden Arzt zu überlassen, sondern wieder selbst in die Hand zu nehmen.

Handhabbarkeit heißt also auch, Eigeninitiative zu ergreifen, sich Informationen einzuholen, Zweit- und Drittmeinungen zu hören und lesen, lesen, lesen.

Dass Sie dieses Buch in der Hand haben, kann bedeuteten, dass Sie tatsächlich daran glauben, dass es so etwas wie die Psyche gibt und diese einen wichtigen Einfluss auf Ihren Körper hat und dass Sie vielleicht sogar auch daran glauben, wieder gesund werden zu können. Dadurch können Sie Ihre Handlungsmöglichkeiten erweitern und sind jetzt schon positiv in Ihren Genesungsprozess eingestiegen. Wenn Sie jetzt noch die aufgeführten Übungen ausführen und verinnerlichen, kann sich das Gefühl der positiven Handlungsfähigkeit erhöhen.

Die wichtigste Ebene in Ihrem Leben, der dritte Begriff im Modell der Salutogenese, ist allerdings die Sinnhaftigkeit, die ich im vorigen Kapitel am Beispiel von Victor Frankls Überlebensvision schon erörtert habe. In der Übung, die ich Ihnen gezeigt habe, konnten Sie hoffentlich für sich eine sinnhafte Zukunftsvision aufbauen. Bitte bedenken Sie dabei auch, dass Ihr Leben nicht »nur« für andere sinnvoll sein sollte, sondern ganz besonders für Sie selbst, aus sich selbst heraus. Ich meine damit, dass Sie nicht primär für Partner, Kinder oder Eltern eine sinnvolle Existenz erleben, sondern schon allein in Ihrem Dasein (auch wenn Sie alleine in einer Höhle leben würden) einen Sinn sehen und damit Ihr Leben als lebens- und erhaltenswert erachten.

Victor Frankl beschreibt dabei drei wesentliche Bereiche. Zuerst erscheint ihm das Sein an sich als Sinnträger ausreichend.

Viele Leser werden jetzt wohl die Stirn runzeln und sich fragen, was soll dieses Sein denn sein?

Hierzu sollten Sie sich wieder eine kurze Pause für eine Übung gönnen.

Die Entdeckung des *Seins*

Lehnen Sie sich in einem bequemen Sessel oder vielleicht auch in Ihrem Bett zurück und schließen Sie die Augen. Achten Sie wieder auf die Geräusche der Umgebung und lauschen Sie auf jeden Ton, den Sie erhaschen können. Vielleicht schaffen Sie es, diese Geräusche einfach nur zu hören, ohne ihnen Bedeutung zu geben. Wir haben sehr oft die Tendenz, zu den Geräuschen der Umgebung Geschichten in unserem Kopf entstehen zu lassen, die uns in irgendwelche Gedankengebäude hineinziehen, die uns wiederum Gefühle bereiten, die der Genesung nicht dienlich sind.

Also einfach lauschen und dieser Tendenz zum Geschichtenerfinden widerstehen. Nach kurzer Zeit werden die Geräusche vertraut sein, und Sie können Ihre Aufmerksamkeit von der Außenwelt langsam auf die Innenwelt richten.

Hier ist wieder Ihr Atem, der leicht zu beobachten ist. Die Bewegungen des Atemholens können Sie sicherlich im Bauchraum wahrnehmen. Die Bauchdecke hebt und senkt sich. Einatmen. vorwölben – ausatmen, einsinken, so, als wollte der Bauchnabel zur Wirbelsäule streben.

Auch der Brustkorb weitet sich mit der Einatmung und sinkt beim Ausatmen zusammen. Vielleicht können Sie auch im Rücken den Unterschied zwischen Ein und Aus erspüren. Je mehr Sie sich auf den Atem konzentrieren, desto feiner wird Ihre Wahrnehmung.

Probieren Sie einmal, auf den Gesäßbereich zu achten. Wenn Sie ganz genau hineinfühlen, können Sie auch hier den Atem erspüren und sogar bis in die Beine und Füße fließen fühlen. Lassen Sie sich Zeit dabei und lenken Sie bei Ablenkungen

Ihre Wahrnehmung immer wieder zurück in den Körper und seine Atemräume.

Sie werden merken, dass Ihr Gehirn jetzt immer mehr versucht, Sie abzulenken, indem es wahllos Gedankenmüll produziert. Um noch etwas mehr ins Sein zu kommen, ist es wichtig, dass Sie diesen »Müll« erst einmal beobachten lernen. Lassen Sie jeden Gedanken zu, der aufsteigen will. Versuchen Sie aber auch hier, wie bei den Geräuschen, die Gedanken nicht zu kommentieren, das würde das Gedankengebäude weiter aufblähen. Der Gedanke kommt und wird einfach angenommen.

Dann können Sie sich vorstellen, den Gedanken in eine bunt schillernde Seifenblase einzuhüllen und diese Blase ganz langsam davonschweben zu lassen. Stellen Sie sich vor, wie diese Blase angefüllt mit dem Gedanken sich in der Ferne einfach auflöst. Ein kurzer Moment der Gedankenleere kann entstehen, bis von irgendwoher der nächste Gedanke aufsteigt. Versuchen Sie einmal wahrzunehmen, von woher die Gedanken kommen. Was müssen Sie tun, damit der nächste Gedanke aufsteigt? Was passiert, wenn Sie genau das unterlassen?

Sie werden merken, dass allmählich die Lücke zwischen Ihren Gedanken immer größer wird und sich dadurch mehr und mehr Ruhe ausbreiten kann.

In dieser Stille kann sich Ihr Sein ausbreiten. Stilles Gewahrsein, einfaches Nur-Dasein. Atem und Präsenz. Genießen Sie das eine Weile und öffnen dann ganz langsam die Augen, nehmen die Umgebung wahr und übertragen diese Bedeutungslosigkeit auch auf die Umgebung.

Sie haben mit den Geräuschen und Ihren Gedanken schon geübt, Ihre Bewertungen des Wahrgenommenen zurückzufahren. Jetzt können Sie mit geöffneten Augen Ihre Umgebung wahrnehmen und auch hier alle Bedeutungen abziehen. Sie sehen die Möbel oder andere Gegenstände und geben diesen im Moment keine Bedeutung. Zurück bleiben einfach nur die Gegenstände. Jetzt sind Sie im Zustand des Seins. Die Chinesen nennen das *Wu Wei*. Sie lassen im Moment einfach alles so, wie es ist, ohne bestimmtes Wollen oder Streben. Tun Sie nur das, was im Moment ansteht, und bleiben Sie während des Tuns sich Ihrer selbst gewahr.

Dieser Zustand wird wahrscheinlich recht bald wieder vergehen, aber Sie können es üben, immer wieder in diese angenehme Präsenz des Seins zu kommen. Es gibt Studien darüber, dass dieser Zustand die inneren Heilungsprozesse sehr unterstützt.

Der nächste Aspekt, den Victor Frankl beschreibt, ist die Liebe zu uns selbst und zu den Nächsten. Unser Leben wird sinnvoll, wenn wir unsere Liebe zu einem geliebten Menschen, aber natürlich auch zu uns selbst, als erfüllend erleben.

Viele Patienten, mit denen ich sprechen durfte, beschreiben allerdings, dass ihre Liebe eher von Sorge und Ängsten beherrscht wird. Gerade durch die Diagnose sind die ersten die Angehörigen betreffenden Gedanken auf die Frage gerichtet, was wohl aus ihnen wird, wenn der Erkrankte tatsächlich sterben müsste. Traurigkeit entsteht und manchmal sogar ein Gefühl der Abstumpfung. Je mehr Liebe ich empfinde, um so schmerzhafter wird der Verlust. Also traue ich mich nicht mehr, intensiv zu lieben. Bei manchen verkehrt sich die Gefühlslage sogar ins Gegenteil, und der Patient verhält sich so, dass alle Verwandten Abstand nehmen und sich über die emotionale Distanz, die der Patient aufgebaut hat, wundern. Liebe kann also manchmal seltsame Wege gehen, und es ist dann gar nicht so einfach, sie noch zu erkennen.

Ihre Aufgabe ist es also, sich dem Schmerz der Liebe zu stellen. Hierin liegt aber schon ein falsches Verstehen von Liebe. Wir haben als Kinder oder Jugendliche gelernt, dass Liebe bedeutet, den anderen zu brauchen, in gewisser Weise auch von seiner Liebe abhängig zu sein und, wenn das »geliebte Objekt« nicht da ist, traurig zu werden und verletzt zu reagieren. Manche sprechen dann von »romantischer Liebe«.

Eine reife Liebe schaut allerdings nicht zuerst nach außen, sondern entdeckt die Anteile, die wir in romantischer Sichtweise im Gegenüber als uns Ergänzendes finden wollen, erst einmal in sich selbst. Die Idee dahinter ist, dass wir uns in die in uns selbst vermeintlich nicht zu findenden Anteile verlieben. Gehen wir aber in eine intensive Selbstbegegnung, dann können wir mehr und mehr in uns entdecken und das, was wir im Außen finden wollten, steht im Innern parat.

Nach solch einem Entwicklungsprozess, der nicht von heute auf morgen abgeschlossen sein kann, werden Sie unter Liebe etwas Neues verstehen, und die Betrachtung Ihrer »Lieben« verändert sich. Liebe geben heißt dann, aus dem eigenen Reichtum zu schöpfen und davon etwas zu schenken. Liebe ist dann nicht mehr ausschließlich, sondern kann an alles und jeden verschenkt werden.

Jetzt beginnt auch der Weg, den Krebs mit neuen Augen zu betrachten, denn auch hier gilt es, Liebe statt Hass und Feindschaft walten zu lassen. Lassen Sie uns zusammen die Übung des inneren Lächelns machen, die diesen Aspekt als Grundhaltung beinhaltet.

Den Tumor zerlieben

Schließen Sie bitte wieder in einer bequemen Haltung Ihre Augen. Sie kennen jetzt schon die innere Einstellung zu den Umgebungsgeräuschen. Lassen Sie dieses Einverstandensein in sich auftauchen und lösen Sie sich wieder von den äußeren Eindrücken.

Erinnern Sie sich bitte an eine Situation in Ihrem Leben, die für Sie mit dem Gefühl universeller Liebe besonders angefüllt war, an einen Augenblick, in dem Sie die ganze Welt hätten umarmen können und sich richtig glücklich fühlten.

Lassen Sie diese Situation in Ihrer Phantasie ganz deutlich werden und versuchen Sie alle Ihre Sinne dazu einzuladen, die Erinnerung zu verstärken. Was hören, was riechen Sie in dieser Situation? Stellen Sie sich vor, es wäre gerade jetzt. Und dann lassen Sie das angenehme Körpergefühl, das sich zu dieser Situation einstellt, sich in Ihrem ganzen Körper ausbreiten. Zaubern Sie ein zartes Mona-Lisa-Lächeln auf Ihre Lippen und spüren Sie, dass sich dadurch das Gefühl nochmals verstärkt.

Nun lösen Sie sich von den Erinnerungen, bleiben aber bei diesem Gefühl und senden Ihr inneres Lächeln und Ihre Liebe genau zu der Stelle in Ihrem Körper, die jetzt der Heilung bedarf. Stellen Sie sich einfach vor, dass die Zellen dort, die bisher von Ihnen mit dem Namen Tumor oder Krebs belegt wurden, genauso zu Ihnen gehören wie alle anderen Körperzellen auch. Gerade sie benötigen Ihre Aufmerksamkeit am meisten. Senden Sie Ihr Gefühl der Liebe also jetzt genau dorthin, wohin Sie es wohl nie gesandt hätten. »Liebet eure Feinde!« sagte Jesus und meinte wohl genau das: Dort, wo euer Hass normalerweise hineilen würde, bedarf es der größten Liebe zur Heilwerdung. Jetzt beginnt also das Ende von »Auge um Auge« und der Anfang von »die Liebe ist das Größte«.

Stellen Sie sich in Ihrer Phantasie vor, wie die Krebszellen unter dem Einfluss Ihrer Liebesstrahlung anfangen, sich in gesunde Körperzellen zurückzuverwandeln, die allmählich beginnen, ihre ganz normale Aufgabe wieder zu erfüllen.

Wenn Ihnen das anfangs nicht gelingen will, dann bleiben Sie einfach mit Ihrer Liebesstrahlung an der Körperstelle fokussiert. Je öfter Sie diese Übung machen, um so deutlicher können Ihre Vorstellungen zum Umwandlungsprozess werden.

Bedanken Sie sich dann bei dieser Körperstelle für die Möglichkeit, die größten christlichen Ideale an ihr einüben zu können, und verabschieden Sie sich nach der Zeit, die für Sie die richtige ist. Kehren Sie zurück ins Tagesbewusstsein, um eine Erfahrung reicher und mit dem Gefühl, Ihrer Gesundheit wieder ein Stück nähergekommen zu sein.

Um noch einmal auf den Aspekt zurückzukommen, dass Liebe ja schmerzen könnte, weil eine Krebserkrankung auch immer mit dem Gedanken an einen endgültigen Abschied in Verbindung steht, wäre jetzt ein guter Zeitpunkt, um mit Ihrem Partner oder Ihnen nahestehenden Angehörigen das Thema von Tod und Sterben offen anzusprechen.

Ich schiebe Ihnen, bevor ich auf den letzten Aspekt von Victor Frankls Sinnhaftigkeit zu sprechen komme, also ein Kapitel ein, das für viele von Ihnen wohl das Schwierigste ist, das sich aber die ganze Zeit schon angekündigt hat.

5
Gevatter Tod und das »Rucksackpacken«

In allen Kulturen und in vielen Märchen ist die Begegnung mit dem Tod ein immer wiederkehrendes Motiv. Bei den islamischen Mystikern, den Sufis, gibt es den Spruch: »Wer nicht stirbt, bevor er stirbt, der verdirbt, wenn er stirbt.«

Hiermit soll deutlich gemacht werden, dass die Auseinandersetzung mit der Endlichkeit des Lebens und dem unausweichlichen Tod das Leben erst lebendig macht.

Bei meinen Patienten konnte ich immer wieder feststellen, dass dieses Thema für jeden sehr wichtig ist, aber im Leben leider keinen Raum bekommen konnte. Eine Spirale, die ganz oft in den Gedanken vorkam, war, dass der Patient lieber nicht über dieses Thema reden wollte, da dann vielleicht die Angehörigen denken würden, dass er die Hoffnung aufgegeben habe. Die Angehörigen ihrerseits redeten nicht über dieses Thema, weil sie sich dachten, dass der Patient dann denkt, sie hätten die Hoffnung aufgegeben oder, noch abstruser, sie wollten ihn loswerden.

Allein diese Verquickung von Gedankengängen anzusprechen und auf ihre Auswirkungen hinzuweisen, war für viele sehr hilfreich. Die Auswirkungen einer Tabuisierung des Themas Tod und Sterben können vielfältig sein. Nach meiner Erfahrung können sich dadurch regelrechte Mauern zwischen Menschen aufbauen. Der Patient, der sich fast täglich wenigstens einmal mit diesem Thema befasst, fragt sich, warum die Angehörigen nicht mitbekommen, was ihn beschäftigt. Er vermutet, dass die Angehörigen mit dem Thema nicht umgehen können und will sie dann schonen. Dadurch bleibt er damit allein und hat oft niemanden, mit dem er seine Gedanken und Erfahrungen austauschen kann. Der Psychoonkologe ist dann der erste, der mit dem Patienten in aller Ruhe alle Aspekte dieses Themas beleuchten kann.

Zuerst erzählen mir Patienten, dass sie durch das Denken an den Tod jeden Tag viel bewusster erleben. Der Gevatter Tod kann also nicht nur Schrecken ins Leben bringen, sondern erst recht das Leben. »So lebendig, wie ab dem Zeitpunkt, als ich vom Tode bedroht war, war ich noch nie.«

Ich empfehle dann meistens den Film »Rendevouz mit Joe Black« mit Brad Pitt in der Hauptrolle. Hier spielt er den Tod und hilft einem Großindustriellen, seine Angelegenheiten zu regeln. Dieser kann im Angesicht des Todes alte Tabus fallenlassen und sortiert sein Geschäft so, wie er es immer wollte, sich aber nie getraut hat.

Dieses Phänomen, das die Begegnung mit Gevatter Tod ehrlich machen kann, habe ich sehr oft erlebt. Vielen Patienten wird jetzt erst klar, wie lange schon sich in ihrem Leben eine Lüge eingeschlichen hat und gehen streng ins Gericht mit sich selbst. Ich bremse dann erst einmal ab und mache dem Patienten klar, dass wir alle zu bestimmten Zeiten nur eine gewisse Anzahl von Wahlmöglichkeiten hatten. Diese waren damals begrenzt durch das Wissen, das wir hatten, und die Umstände, in denen wir meinten leben zu müssen. Diese beschränkte Sicht ändert aber nichts daran, dass wir immer bestrebt waren, aus den Wahlmöglichkeiten die beste zu finden und diesen Weg auch zu gehen.

Heute haben wir mehr Wissen, mehr Möglichkeiten zu wählen und eine andere Sichtweise auf die damaligen Gegebenheiten. Unsere Wahl würde wahrscheinlich heute anders ausfallen. Wir müssen also lernen, uns die Begrenztheit von damals zu vergeben. Gevatter Tod zwinkert uns dabei zu und erinnert uns daran, dass es sowieso vergeudete Zeit wäre, uns über die Entscheidungen von damals aufzuregen, denn es gilt jetzt im Moment den Augenblick so zu gestalten, dass er lebendig und zuträglich für unseren Genesungsprozess wird. In diesem Wort steckt die Wurzel »Genesis«, was auch Schöpfung bedeuten kann. Genesung scheint also auch ein Schöpfungsakt zu sein, mit dem wir lernen, unser Leben neu zu gestalten und das Leben daraufhin zu überprüfen, ob wir krankmachende Elemente aufrechterhalten oder genesungsfördernde einladen.

Die Begegnung und die Auseinandersetzung mit Gevatter Tod fordert also Ehrlichkeit von uns, aber keine Verurteilung des Vergangenen, sondern die Fähigkeit, aus der Vergangenheit und den gemachten Fehlern zu lernen, und den Mut, jetzt die Prioritäten anders zu setzen. Ganz viele Patienten, die noch im Arbeitsprozess sind, verlassen die Klinik mit dem festen Vorsatz, ihre Arbeitsstundenzahl zu verringern oder sich um eine Versetzung an einen anderen Arbeitsplatz zu bemühen, da ihnen der alte nicht zuträglich erscheint. Wir klären im gemeinsamen Gespräch allerdings auch, ob nicht gewisse Themen noch zu bearbeiten sind, damit sie nicht an einer anderen Stelle wieder in Erscheinung treten. Es bringt also wenig, im Äußeren Veränderungen einzuleiten, wenn die inneren Themen noch nicht angeschaut und erlöst sind. Der alte Spruch aus der Tabula Smaragdina: »Wie Innen, so Außen«, dient uns dabei als Leitlinie. Zur Verständlichmachung soll uns ein typisches Beispiel aus dem Klinikalltag dienen:

Dienstagmorgen, mein erstes Patientengespräch: »Herr Bach, stellen Sie sich vor, wir haben einen Mitpatienten, der am Abend immer als erster am Buffet steht und sich die besten Teile auf seinen Teller schaufelt. Das ist doch eine Unverschämtheit, können Sie den nicht einmal zurechtweisen?«

Ich freue mich über den Ausbruch von Wut, denn der Patient erschien immer sehr geduldig und verständnisvoll. Jetzt scheint aber seine Grenze erreicht, und er will dem nicht weiter zusehen.

Ich greife aus seiner Anklage das Wort »Unverschämtheit« auf und frage den Patienten, was es für ihn bedeutet. Wir kommen im weiteren Gespräch darauf, dass es etwas mit Scham, beziehungsweise keine Scham haben zu tun haben muss.

»Wo kommt denn die Scham her?« will ich wissen.

»Naja, wenn ich so etwas zum Beispiel als Kind getan habe, dann hat es eine ordentliche Standpauke gegeben: ›So etwas tut man nicht‹, ›Lass erst mal die anderen zugreifen‹, ›Du bist ja ein

Egoist‹, und solche Ermahnungen. Und dann habe ich halt gelernt, dass es sich nicht gehört, als erster an der Schüssel zu sein.«

»Aha«, erwidere ich, »das heißt, Sie hören innerlich Ihre Eltern schimpfen, wenn Sie Ihren Mitpatienten so schamlos zugreifen sehen?«

»Kann schon sein…« Eine gewisse Nachdenklichkeit macht sich im Patienten breit. Dann schlägt aber die Elternbotschaft wieder durch: »Ja, wo kämen wir denn da hin, wenn jeder sich immer das Beste rauspicken würde?«

Ich weiß, dass er jetzt keine Antwort von mir erwartet, denn das innere Bild von Hauen und Stechen und Prügelei um jede Kleinigkeit ist ihm wohl gerade sehr präsent. Ich zerstöre dieses Bild durch meine Antwort: »Wir hätten mehr Frieden auf der Welt!« »Jetzt aber mal halblang, Herr Bach, wie kommen Sie denn darauf?«

Ich erkläre also, dass zum Glück die Geschmäcker verschieden sind, Menschen mehr oder weniger Hunger haben können, einer immer der Erste sein wird und relativiere die Aussagen meines Gegenübers. Dann frage ich ihn, ob er nicht auch schon einmal der Erste sein wollte und erfahre, dass es vorgestern Abend leckere Gemüsepizzateile gab. Er hatte aber so lange mit dem Zugriff gewartet, bis nur noch ein trockenes Randstück für ihn übrig war. Danach hatte er sich geärgert, über sich und natürlich über die anderen, die ja wohl hätten wissen können, dass er auch ein Stück haben wollte.

Wir klären weiter, dass solche Situationen immer wieder in seinem Leben vorkamen und er sich ziemlich lange über solche Rücksichtslosigkeiten aufregen kann.

Ihm wird deutlich, dass diese Aufgeregtheit (und während des Gespräches fallen ihm weitere Situationen ein) eigentlich sehr schädlich für sein Immunsystem ist, denn das geht in Stresssituationen automatisch immer mehr in den Keller.

Jetzt können wir zusammen eine Reise zu seinem inneren Kind machen, das er beim sonntäglichen Mittagstisch sich auf die

Knödel freuen sieht. Der kleine Junge will gerade mit seiner Gabel den ersten Knödel aufpieksen, als die strenge Stimme des Vater ihn in seiner Vorfreude jäh bremst: »Kannst du denn nicht warten, bis du an der Reihe bist!«

Der Kleine ist verängstigt, frustriert und beschämt. Da er dem Vater gefallen will, wartet er nun bis die Reihe an ihm ist, wobei ihm nicht klar ist, was diese Reihe bedingt, wie man es sich verdienen kann, weiter nach vorne in die Reihe zu kommen. Der Kloß schmeckt natürlich jetzt nicht mehr, und überhaupt hat sich der Magen so zusammengekrampft, dass gar nichts mehr hineinpasst.

Im Verlauf der Übung, die Sie ja schon aus dem vorangegangenem Kapitel kennen, schafft der Patient es, seinen Vater in der Imagination davon zu überzeugen, dass es durchaus in Ordnung sein kann, auch einmal als erster zuzugreifen. Der kleine Junge sitzt jetzt sicher und geborgen auf dem Schoß des Patienten, und beide langen herzhaft zu, der Vater grinst sogar dazu, und es schmeckt allen.

Zurück aus der Imagination in der »Realität« erhält der Patient den Auftrag, beim nächsten Buffet zumindest der zweite zu sein und die Freude der vollen Auswahl zu genießen.

Gevatter Tod macht's möglich, die eigenen ungeliebten Schattenanteile, wie es C. G. Jung ausdrücken würde, wieder bewusstzumachen und sogar als Potential zu integrieren. Der kleine Junge, als energiegeladener und jetzt nicht mehr verdrängter Anteil des Patienten, trägt wesentlich zum Heilungsprozess bei!

Soweit erst einmal der kleine Ausflug in die Integrationsarbeit von ungelebten und ungeliebten Anteilen der eigenen Seele, die nach einer Aussöhnung dem Patienten wieder zur Verfügung stehen können. Die Energie, die benötigt wurde, um diese Anteile zu unterdrücken, kann jetzt befreit für Genesungsförderliches eingesetzt werden.

Zurück zu einem weiteren Aspekt der Auseinandersetzung mit dem Thema Tod und Sterben. Ich nenne diesen Prozess das »Rucksackpacken«, angelehnt an eine alte Geschichte:

Als der König so alt geworden war, dass es wohl bald ans Sterben gehen würde, kam sein Narr zu ihm und fragte den König, ob er denn für die letzte Reise, die er nun antreten werde, genug Proviant und auch eine Landkarte hätte. Als der König dies verneinte, fing der Narr fürchterlich zu lachen an. Der König fragte den Narren, was das denn schon wieder bedeuten sollte, doch der Narr antwortete nur: »König, ich weiß nicht, wer der größere Narr von uns beiden ist!«

Die letzte Reise sollte also gut vorbereitet und der Rucksack gepackt sein. Wann der Rucksack benötigt wird, weiß keiner. Er ist aber angefüllt mit all dem Notwendigen (die Not wendend) und kann noch Jahre im »Eck« stehen und verstauben. Was gehört aber in so einen Rucksack hinein?

Ich empfehle Patienten, die einen Ehepartner haben, sich gegenseitig beim Packen dieses Rucksacks zu unterstützen. Da wir alle mit unserem ersten Atemzug auf den letzten zu leben, ist diese Übung für jeden Partner zu empfehlen.

Die ersten Fragen sind sehr pragmatisch ausgerichtet:

Welche Versicherungen habe ich eigentlich, die in irgendeiner Form auf mein Ableben eine Auswirkung haben? Lebensversicherungen, Krankenversicherungen, Unfall-, Sterbeversicherungen oder vielleicht sogar eine Dread-Desease-Versicherung, die bei schweren Krankheiten unterstützt?

Welche Dinge habe immer ich übernommen, die jetzt mein Partner lernen sollte: Wie funktioniert die Waschmaschine, die Heizung im Keller, wie werden die Bankgeschäfte abgewickelt, wie kann ich Spiegeleier braten und so weiter.

Jetzt wird es schwieriger: Besprechen Sie miteinander die Modalitäten Ihrer Beerdigung. Das beginnt natürlich bei der Frage, ob Erd- oder Feuerbestattung, auf einem Friedhof, im Friedwald, auf See oder wo auch immer. Welches Ritual wünschen Sie sich zur Bestattung? Welche Texte in den Anzeigen, zur Trauerfeier oder am Grab? Was soll auf dem Grabstein stehen? Welche Musik wünschen Sie? Wer wird eingeladen, auf welche Art? Lassen Sie diese Rituale vor Ihrem inneren Auge ganz deutlich werden und erleben Sie, was Sie sich wirklich wünschen und was nicht. (Sie werden alles mitbekommen, denn nur Ihr physischer Körper liegt im Sarg, Ihre Seele schaut zu, ob alle Wünsche auch in Erfüllung gehen.) Versprechen Sie sich gegenseitig, sich so genau an die Wünsche zu halten, wie es Ihnen möglich sein wird.

Beim nächsten Schritt werden wahrscheinlich die meisten Emotionen fließen. Der Auftrag lautet: Schreiben Sie an alle Menschen, die Ihnen lieb sind, einen Abschiedsbrief. In diesen Briefen können, in der Art einer biographischen Arbeit, die gemeinsamen Erlebnisse mit diesem Menschen aufgezeichnet werden. Ganz wichtig empfinde ich das Hinspüren, ob es noch Dinge zu vergeben oder um Entschuldigung zu bitten gibt. Nutzen Sie das Schreiben dieser Briefe, die natürlich nicht abgeschickt werden, sondern als Hinterlassenschaft in den Rucksack gehören, um in Ihrem Leben »klar Schiff« zu machen. Ich mache das für mich etwa alle zehn Jahre und habe danach immer ein gutes Gefühl von Klarheit und Freiheit. Manche Begegnungen mit Menschen, die ich verletzt habe und bei denen ich mich entschuldigte, waren zwar schwierig und erforderten Mut, brachten aber die meisten erleichternden Gefühle. Also kann ich nur sagen: Ran an die Arbeit! Ein spannender Film zu diesem Thema heißt »Flatliner«. Hier bringen Medizinstudenten ihre Kollegen an die Grenze von Leben und Tod und erkennen dabei, wie wichtig es ist, unaufgelöste Schulden, auch seelischer Art, zu klären.

Jetzt kommen noch wichtige Informationen (oder unser Narr in der Geschichte würde »Landkarten« sagen) in unseren Rucksack. Informationen zu den Ebenen, die wir bereisen werden, wenn wir tatsächlich unseren physischen Körper ablegen. Hier habe ich mit meinen Patienten die unterschiedlichsten Erfahrungen gemacht. Eine Gruppe hat die Landkarte: Nach dem Tod ist alles aus. Einfaches pures Nichts. Keine Auferstehung, keine Reinkarnation, einfach Schluss. Auf meine Frage, ob dies eine tröstliche Vorstellung ist, habe ich ganz oft ein Ja gehört. Ich frage dann gerne nach, was denn die Sehnsucht hinter einer solchen Nachtoderwartung ist. Jetzt werden die Antworten konkreter: »Endlich Ruhe«, »Ich muss mich nicht mehr plagen«, »Keine Schmerzen mehr«, und »Einfach keine Sorgen mehr«.

Hierbei wird im Gespräch deutlich, dass vieles im Leben nicht wirklich geklärt ist, dass Abhängigkeiten, vermeintliche Zwänge und einfach noch eine ungute Menge an Altlasten vorhanden sind. Auf meine Frage, ob denn schon die Abschiedsbriefe geschrieben sind, wird der Kopf geschüttelt: Zu viel Arbeit sei das, und es bringt ja nichts. Diese Kombination aus dem Gefühl der Überforderung und der Sehnsucht nach Ruhe ist meiner Erfahrung nach sehr krankheitsförderlich.

So hat mich das Nachtodbild schon sehr oft in eine intensive Aufarbeitungsarbeit der aktuellen Lebenssituation geführt. Wenn auch Sie eine solche Landkarte besitzen, dann hoffe ich, dass Sie sich nicht in einer Überlastungssituation befinden, sondern diese Landkarte nur deswegen besitzen, weil Ihnen noch keine genauere angeboten wurde.

Eine nächste Patientengruppe hat ein Bild, das aus der christlichen Erziehung, eigentlich aus dem griechisch-platonischen Gedankengut gespeist ist: Die Seele verlässt den Körper, ist sich ihrer selbst bewusst und wird dann darauf geprüft, ob die allgemeine Lebenstendenz eher »gut«, im Sinne von Nächstenliebe, ausgerichtet war oder »schlecht«, im Sinne von Egozentrismus. Je nachdem wird dann die Nachtodwelt in Himmel oder Hölle, eventuell noch mit Abstufungen der Vorhölle oder Fegefeuer eingeteilt. Die wenigsten Menschen haben tatsächlich noch Angst vor der Strafabteilung der Hölle. Sie können sich so etwas nicht vorstellen, aber eine Gerichtssituation ist bei den meisten Menschen in die Landkarte mit eingebaut. Auch Platon beschreibt diese Entscheidungsphase in seinem 10. Buch der Politeia. Hierbei wird von einem den Tod überlebenden Anteil ausgegangen, der Seele. Für viele ist dieses Modell tröstlicher als die Vorstellung des Nichts.

Raimund Moody hat in seinen Büchern viele Nahtoderlebnisse aufgeschrieben, Erlebnisse also von Menschen, die klinisch tot waren und wieder reanimiert werden konnten. Auch Elisabeth Kübler-Ross hat im deutschen Sprachraum diese Forschungen bestätigt. Hier wird die Landkarte wesentlich genauer beschrieben, und in dem Film »Hinter dem Horizont« mit Robin Williams wird sie sehr schön in üppige Bilder umgesetzt. Das Wesentliche aus diesen Forschungen, das sich auch mit meinen eigenen Erfahrungen deckt, besteht darin, dass wir tatsächlich den Tod überleben. Ich rate Ihnen daher zur Lektüre der Bücher dieser Autoren.

Meine wesentlichste zweite Erkenntnis möchte ich Ihnen hier auch noch mit auf den Weg geben. Wir werden uns auf der anderen Seite genau die Realität erschaffen, die wir erwarten, aber wir können unseren unruhigen Geist natürlich nirgendwo ablegen. Auch die vorherrschende Gemütsverfassung wird uns begleiten. Ein Mensch also, der Selbstmord begeht, landet nicht in der Hölle, sondern nimmt seine mentale »Hölle« mit auf die andere Seite und kommt darum auch dort nicht zur Ruhe. Im Gegenteil. Die Gedanken überschlagen sich und seine Kreationen überschlagen sich genauso, so dass der Zustand erst einmal vollkommen chaotisch und »höllisch« anmutet. Ein Mensch, der mit dem Leben gut abgeschlossen hat, lebenssatt im positiven Sinn, geht vollkommen anders auf die andere Seite. Auch die Erwartung, mir begegnen meine vor mir gegangenen Verwandten und Lieben, wird sich dann erfüllen – als Schöpfungsakt, den wir gestalten.

Es gibt über diese genaueren Landkarten inzwischen sehr viel Literatur, so dass dort, wo graue Flecken auf der Landkarte waren, jetzt genaue Topographien vorliegen. Wer es mehr asiatisch mag, dem sei das Tibetanische Totenbuch anempfohlen, auch hier findet sich eine genaue Beschreibung, wie sich die Buddhisten die Nachtodwelten vorstellen.

Sie merken, dass der Rucksack inzwischen ziemlich gefüllt ist. Für die Angehörigen kann es sehr tröstlich sein, wenn Sie sich die Mühe machen, Ihre Landkarte, die Sie sich nach der

Informationsphase machen, aufzuschreiben. Das ist ein schöner Abschluss für die Rucksackfüllung. Jetzt kann er gut zugebunden und in eine geeignete »Ecke« gestellt werden. Das Gefühl, gut auf ein immer mögliches Ende vorbereitet zu sein, wird interessanterweise Ihren Genesungsprozess weiter beschleunigen und Ihre Lebensqualität wesentlich verbessern. Ihre Vorbereitung wird sich auch auf Ihre Umgebung auswirken, denn Ihre Angehörigen werden merken, dass Sie entspannter mit dem Tabuthema Tod umgehen, und können dann auch eher von sich aus mit diesem Thema auf Sie zukommen.

Der Gevatter Tod wird nun im Alltag immer mehr Ihr Freund und kann bei wichtigen Entscheidungen mit zu Rate gezogen werden. Und ganz in seinem Sinne widmen wir uns jetzt der konkreteren Veränderungsarbeit. Ein schöner Film hierzu ist »Rendevouz mit Joe Black« mit Antony Hopkins und Brad Pitt.

6
Hinaus aus den Schonungsnummern

Eine wichtige therapeutische Richtung, die ich kennenlernen durfte, ist die Transaktionsanalyse von Eric Berne. Von ihm (beziehungsweise seinem Schüler Tom Harris) las ich die berühmte Floskel: »Ich bin okay. Du bist okay.« Dieses Motto hat sehr viel Veränderung in meine therapeutische Arbeit hineingebracht.

Ein Patient erzählte seine Version von Schonungsnummern etwa so:

»Ich war, geprägt durch meine Erziehung, gewohnt, für andere Menschen mitzudenken und besonders auch zu erspüren, ob ich andere mit meinen Wünschen belaste oder ihnen zu viel zumute, wenn ich diese äußern würde. Somit habe ich ganz viele meiner eigenen Bedürfnisse gar nicht erst geäußert, um die anderen zu schonen. (Schonungshaltung: Ich glaube, die anderen können mit meinen Bedürfnissen nicht umgehen, dann schone ich sie lieber!) Diese Haltung führte natürlich dazu, dass ich allmählich Wut in mir ansammelte, denn meine Bedürfnisse schienen nicht zu zählen. Auch die Haltung: ›Wenn die anderen mich wirklich lieb hätten, dann würden sie schon wissen, was ich benötige!‹ führte eher zur Frustration, denn die anderen wussten blöderweise nicht, was meine Wünsche waren. Woher auch, denn ich wusste ja oft selbst nicht mehr, was ich mir wirklich wünschte.«

Wir sahen deutlich, dass bei ihm eine Abwertung seiner Bedürfnisse stattfand. In der Sprache der Transaktionsanalyse würde man jetzt sagen, dass aus dem »Ich bin okay«, was ja beinhaltet, dass meine Bedürfnisse und Wünsche auch okay sind, ein »Ich bin nicht okay« geworden ist. Meine Bedürfnisse sind weniger wichtig als die der anderen. Als wir genauer hinschauten, fand aber auch eine Abwertung auf der gegenüberliegenden Seite statt. Hier wurde die Fähigkeit der anderen, mit den Bedürfnissen des Patienten umgehen zu können, abgewertet: »Die können mir ja sowieso nicht das geben, was ich wirklich brauche.« Also nicht nur ein »Ich bin nicht okay«, sondern auch ein »Du bist nicht okay« war entstanden. Abgekürzt: »minus-minus«.

Karpmann entwickelte daraus das Drama-Dreieck, das drei Positionen mit den Abwertungsmöglichkeiten enthält: Da ist der Retter (Ich bin okay. Du bist nicht okay.), das Opfer, dessen Position wir gerade eben kennengelernt haben (Ich bin nicht okay. Du bist okay. Oder beide sind nicht okay). Und dann gibt es als dritte Variante den Verfolger, der natürlich in seiner Selbstwahrnehmung okay ist, aber die anderen da draußen verurteilt: Die sind dann minus, nicht okay. Das Besondere an diesem Modell ist, dass diese drei Haltungen innerhalb kurzer Zeit wechseln können:

»Ach, ich sehe schon, du schaffst das nicht, lass mich das mal machen… (Retter +/-) Jetzt habe ich den ganzen Tag für euch geschuftet, wenn ich aber mal Hilfe brauche, dann ist niemand für mich da (Opfer -/-). Verdammt noch mal muss ich denn alles alleine machen?! (Verfolger +/-)«

So könnte sich eine kleine Runde im Dramadreieck anhören. Aus dieser Dynamik sind alle Folgen unserer Daily-Soaps im Fernsehen gestrickt. Aber natürlich auch unser eigener Alltag, wenn wir immer wieder in eine Abwertung unserer selbst oder anderer kommen.

Wenn dieses Kapitel nun »Hinaus aus den Schonungsnummern« heißt, dann bedeutet dies, dass es für Sie jetzt Zeit wird, genau hinzuschauen, wo Sie selbst noch in der Abwertungsfalle sitzen.

Überprüfen Sie einmal, wie es um Ihre eigenen Bedürfnisse bestellt ist. Wann haben Sie sich denn in der letzten Zeit, vielleicht sogar in den letzten Jahren, wirklich Zeit für sich genommen? Ich höre manche von Ihnen schon sagen: »Ach, mir geht's doch gut, wenn es meinen Lieben gut geht.« Dies mag ja sein, beantwortet meine Frage allerdings nicht. Also noch einmal: Wann haben Sie sich einen ganzen oder wenigstens halben Tag für sich gegönnt?

Jetzt kommt die nächste Schwierigkeit: »Einen halben Tag ausfüllen nur mit meinen Bedürfnissen? Ich weiß ja gar nicht, was mir gut tun würde. Ich könnte doch auch bügeln, dann hätte ich wenigstens etwas Sinnvolles getan.«

Also müssen wir mit ganz einfachen Dingen beginnen. Jetzt wird von mir ganz banal Spazierengehen empfohlen, aber bitte nicht wieder im Leistungssinne: Heute habe ich zehn Kilometer »gemacht« und dabei folgende Sehenswürdigkeiten abgehakt...

Spazierengehen heißt bei mir »achtsames Gehen«. Das bedeutet, dass jeder Schritt achtsam gesetzt und die Umgebung wahrgenommen wird, die Geräusche und Gerüche; vielleicht auch verbunden mit einem Atemrhythmus: sieben Schritte einatmen und sieben Schritte ausatmen. Vielleicht wollen Sie sogar einen Qi Gong-Kurs besuchen, in dem Sie das Gualin Qi Gong kennenlernen. Hier wird Ihnen eine bestimmte, sehr langsame Gangart verbunden mit dem Atem beigebracht, die sehr förderlich gerade bei einer Krebserkrankung ist.

Natürlich sind alle Seminare und Kurse, die Sie zur Selbsterforschung und zur körperlichen Fitness. aber auch Wellness, besuchen, jetzt genau richtig. Heraus aus dem alltäglichen Trott, hinein in die Hinwendung zu Ihnen selbst.

Wenn Ihre Umgebung allerdings gewohnt war, dass Sie immer gesprungen sind, wenn die anderen gerufen haben, dann wird dieser Anfang, den Sie nun machen, sehr scharf beäugt werden. »Du hast dich aber zu deinen Ungunsten verändert, was ist bloß mit dir los?« Jetzt kommt es darauf an, wie Sie reagieren. Können Sie selbstbewusst zu Ihren Bedürfnissen stehen, oder werden Sie von einem schlechten Gewissen überwältigt. Ruck-zuck sind Sie wieder im Dramadreieck gefangen und fahren auf dem Retter-Opfer-Verfolger-Karussell.

Ich übe in solchen Fällen mit meinen Patienten die gewaltfreie Kommunikation: Marshall Rosenberg, der Vater dieser Kommunikationsmethode, unterscheidet die Wolfssprache von der Giraffensprache. Der Wolf in uns zeigt mit dem Zeigefinger auf den anderen, beschuldigt ihn und klagt ihn an. Er findet hauptsächlich im Außen das Veränderungswürdige und empfindet sich im Recht. Der Wolf erinnert uns sehr häufig an die Positionen im Dramadreieck, hauptsächlich an den Verfolger.

Die Gegenposition wird von Rosenberg mit dem Bild der Giraffe besetzt. Sie hat das größte Herz unter den Säugetieren und symbolisiert den von Liebe geprägten Blick auf die Dinge des Lebens. Natürlich auch auf das Gegenüber. Die Giraffe sieht in den Angriffen des Wolfs die nicht gewürdigten und unterdrückten Bedürfnisse und fragt den Wolf nach diesen. Hier ein Beispiel:

Wolf: »Du denkst nur noch an dich, seitdem du diesen Krebs hast!«

Giraffe: »Oh, meinst du, dass ich mich verändert habe?«

Wolf: »Ja, natürlich, all deine neuen Aktivitäten. Du hast gar keine Zeit mehr!«

Giraffe: »Heißt das, dass du gerne mehr Zeit mit mir verbringen würdest?«

Wolf: »Na ja, ich will ja, dass du gesund wirst, und wenn du meinst, dass dir die Kurse gut tun…«

Giraffe: »Das ist nett von dir, aber ich weiß immer noch nicht, was dein Bedürfnis ist. Könntest du mir das sagen?«

Wolf mit Tendenz zur Giraffenverwandlung: »Also es wäre schön, wenn du dich mal wieder um mich kümmern würdest!«

Giraffe: »Aha, und was heißt das genau, wie sieht das aus, wenn ich mich um dich kümmere?«

Wolf, jetzt Giraffe 2: »Es wäre schön, wenn du mir sagen könntest, dass du mich noch liebst!«

Giraffe: »Ja, ich liebe dich und ich danke dir für dein Verständnis!«

Wir könnten das Gespräch noch weiter verfolgen, aber jetzt sind zwei Giraffen im Austausch über ihre wirklichen Bedürfnisse, was sehr intim werden kann.

Wenn Sie die Giraffensprache lernen wollen, dann ist der erste Schritt allerdings, dass Sie lernen, mit Giraffenohren zu hören.

Würden Sie nämlich mit Wolfsohren lauschen, dann würden Sie Angriff, Verurteilung und Abwertung hören. Mit Giraffenohren wird, wie oben schon gesagt, der Angriff etwa so umgedeutet: »Oh, mein Gegenüber versucht mir auf eine etwas unbeholfene Art sein Bedürfnis klarzumachen. So richtig verstanden habe ich das noch nicht, also frage ich mal genauer nach!«

Dieses Lauschen mit Giraffenohren macht einfach klar, dass ich generell okay bin, der andere ebenfalls, aber dass er gerade mit seinem Bedürfnis nicht so recht klarkommt. Ich bin dann zwar immer noch nicht auf der Welt, um seine Bedürfnisse alle zu befriedigen, aber ich kann meinem Gegenüber helfen, sie angemessener, giraffischer zu äußern. Wenn ich es dann auch noch schaffe, meine Wünsche zu benennen, dann können wir einen Weg finden, uns in der Erfüllung dieser Bedürfnisse gegenseitig zu unterstützen.

Dieses Einüben gewaltfreier Kommunikation hilft also, aus den Schonungsnummern des Lebens herauszukommen und damit auch aus den Abwertungen meiner selbst und der anderen. Ich schone die anderen nicht mehr, sondern mute mich mit all meinen Bedürfnissen zu. Wem das zu viel wird, der kann mir seine Bedürfnisse sagen, und wir stimmen uns beide miteinander ab.

7

Annehmen, was ist

Kehren wir noch einmal an das Ende des Kapitels 4 zurück. Hier habe ich Ihnen versprochen, dass wir uns noch dem dritten Bereich zuwenden werden, in dem Victor Frankl Sinnhaftigkeit entdecken konnte. Die ersten beiden Bereiche, das Sein an sich und die Liebe zu sich und anderen, haben wir schon etwas näher beleuchtet. Jetzt kommt jedoch ein Feld, das etwas schwerer zu beackern ist, dessen Ernte aber nicht weniger lohnt als in den ersten Bereichen. Es geht um die Annahme dessen, was ist. Jetzt könnten einige Leser sagen, dass ich doch zu Beginn dieses Buches erläutert hätte, dass das Loslassen der wichtigste erste Schritt sei, und jetzt soll es um die Annahme gehen? Wie passt das zusammen?

Das passt sehr gut zusammen. Beim Loslassen ging es nämlich um die Vorstellungsbilder, die Sie sich von sich selbst, aber insbesondere auch von der Krankheit gemacht haben. Jedes Bild, ich sage lieber jede Vorstellung, die Sie sich machen, ist eine Vor-Stellung, also etwas, das Sie vor sich hinstellen, und das Ihren Blick verstellt. Stellen Sie spaßeshalber einmal etwas vor sich hin. Können Sie jetzt die Welt dahinter noch klar erkennen?

Nein! Es steht ja etwas zwischen Ihnen und der klaren Beobachtung der Welt. Lassen Sie diese Vor-Stellung weg, und Sie können wieder frei in die Welt hinausschauen. So simpel das klingen mag, die Umsetzung im Alltag ist wesentlich schwieriger. Das Loslassen von liebgewordenen Sichtweisen erfordert immer wieder sehr achtsame Eigenbeobachtung und ein Gewahrsein, wann Sie an einer Idee oder »Wahrheit« festhalten, die Ihnen die freie Sicht verstellt. Gerade wenn Sie mit der Diagnose konfrontiert werden, entstehen Vorstellungen, die oft von den Behandlern noch gefördert oder aufgebaut werden. Hier die Kraft zu haben, die Sichtweise der anderen, besonders die der Ärzte, als deren persönliche Vorstellung wahrzunehmen und sich die Zeit zu nehmen, eine eigene Sicht der Dinge zu entwickeln, ist nicht selbstverständlich.

Soweit noch einmal zu den Ideen, die es loszulassen gilt. Das Annehmen, was ist, bezieht sich auf die unverstellte Schau auf sich selbst und die Umwelt. Der unverstellte Blick auf das, was gerade ist, ergänzt das Loslassen von Vorstellungen.

Was bedeutet diese Schau auf das, was ist? Schon Siegmund Freud hat erkannt, dass wir eine sehr subjektive Sicht auf uns und die Umgebung haben. Er begründet dies damit, dass wir sogenannte »Abwehrmechanismen« einsetzen, um uns vor seelischem Schmerz zu schützen. Wenn wir uns mit all unseren »Fehlern und Macken« erkennen würden, dann wäre das nach Freuds Meinung kaum auszuhalten, weil unser Über-Ich, unsere moralische bewertende Instanz in uns, dann sehr kritisch und abwertend auf uns schauen würde. Daher schauen wir gerne auf die Aspekte von uns selbst, die angenehm oder zumindest akzeptabel für unser strenges Über-Ich sind.

Natürlich gibt es auch die Taktik, sich selbst abzuwerten, die eigenen Potentiale zu verleugnen, weil ein armes schwaches Ich für uns im Moment unbewusst mehr Vorteile bringt.

Das Anerkennen, was ist, würde bedeuten, dem kritischen Über-Ich bei seinen Schimpftiraden über uns zuzuhören und zu begreifen, dass es »nur das Beste für uns will«, in seinem Bemühen aber gewaltig über das Ziel hinausschießt. Anerkennen bedeutet wahrzunehmen, welche Anteile in uns unterdrückt und nicht geliebt sind, und auch diese vorurteilsfrei anzunehmen. Den strenger Kritiker, die ungeliebten Anteile und, jetzt kommt der Hammer, auch den Krebs gilt es einfach als da seiend zu begreifen und auch hier ein: »Ja, auch du gehörst dazu!« zu finden.

Jetzt wird sicherlich ein Aufschrei durch die Leserschaft gehen, wie kann der Autor so etwas schreiben? Der Krebs muss doch weg! Er bedroht doch mein Leben! Also raus damit aus dem System! Logisch, oder?

Wir haben im Abschnitt über die Liebe schon einen Ausflug zu unserem Krebs gemacht, Liebesstrahlung in den Krebs gesandt, die christliche Botschaft: »Liebet Eure Feinde« angewandt. Jetzt gehen wir noch einen Schritt weiter. Vollständige Annahme bedeutet nicht: »Ja, ich liebe dich, aber verschwinde möglichst bald wieder aus meinem Leben!«, sondern die wirklich tiefe Erkenntnis, dass der Krebs genau mich jetzt im Moment ausdrückt. Er muss daher genau so sein, wie er ist, und genau an der Stelle, wo er ist. Er gehört wie ein Körperorgan zu mir. Er breitet sich genau an der Stelle aus, wo ich schon früher meine Aufmerksamkeit hätte hinrichten sollen. Dabei steht natürlich jedes Organ für ein anderes Lebensthema. Der Krebs will mir etwas zeigen, was ich versäumt habe zu sehen. Wenn ich dieser Botschaft wieder aus dem Weg gehe, sie nicht annehmen will, dann wird er sich auf andere Lebens- und damit Körperbereiche ausdehnen und mir vielleicht ganz mein Leben nehmen. Höchste Zeit also, die Warnung jetzt anzuschauen und sich der Botschaft bewusstzuwerden.

Wenn ich so etwas schreibe, dann stelle ich damit ein Konstrukt auf, das sicherlich viele Menschen erst einmal ablehnen: Bin ich etwa Schuld daran, dass ich jetzt Krebs habe, das ist doch genetisch oder wegen der Umweltbedingungen. »Er« ist halt einfach entstanden, was kann ich dafür?

Diese Sichtweise gilt es zu würdigen, denn sie trägt ein ganz bestimmtes Weltmodell mit in sich: Es gibt immer einen Täter und ein Opfer. In dem Fall bin ich das Opfer, der Krebs der Täter, der mich bedroht. Mit dieser Einstellung kann ich die Verantwortung für mein Leben noch eine gewisse Zeit nach außen legen, was auch legitim ist. Wir nennen diese Haltung: Beklagender. Dieser zeigt mit dem Finger nach außen, und das Beste für ihn wäre, wenn das oder derjenige, auf das oder den er deutet, sich verändern würde. So zeigt er in unserem Fall auf seinen Krebs und will, dass der verschwindet.

Aus der systemischen Betrachtungsweise wissen wir, dass wir einem Beklagenden nur helfen können, wenn er zum echten

Klienten wird. Dieser zeichnet sich dadurch aus, dass er sagt: »Ich kann zwar vielleicht nicht unmittelbar auf den Krebs einwirken, aber ich kann etwas für mich tun, damit es mir wieder besser geht. Ich kann an mir arbeiten, meine Fehler anschauen und sie verändern, und mit der Entspannung, die dadurch entsteht, wird mein Leben sich verbessern.«

Interessanterweise wird genau damit eine Verbesserung der Gesundheitssituation einhergehen. Und jetzt – als Klient, der der Überzeugung ist, ich kann etwas für mein Leben bewirken – können wir an das Annehmen der Krankheit gehen.

Die Botschaft der Krankheit

Suchen Sie sich wieder eine bequeme Haltung in ungestörter Umgebung. Mit dem achtsamen Erspüren Ihres gesamten Körpers, beginnend mit den Füßen und beim Kopf endend, kommen Sie wieder in eine angenehme Entspannung, die es ermöglicht, leichter mit den Schichten Ihres Unterbewusstseins in Kontakt zu kommen. Ihr ruhiger Atem begleitet Sie auf diesem Weg.

Nun konzentrieren Sie sich wieder auf die Stelle in Ihrem Körper, die der Heilung bedarf. Diesen Bereich haben wir in der letzten Übung mit Liebe eingehüllt. Lassen Sie Ihre Achtsamkeit, die einfach nur an dieser Stelle weilt, sich noch mehr an diese Stelle fokussieren.

Stellen Sie sich nun vor, welche Form könnte diese Stelle besitzen? Welche Farbe wollen Sie ihr geben? Welche Oberflächenstruktur, glatt, rauh, gefurcht oder mit Gängen durchzogen – oder was auch immer für Sie gerade stimmig ist. Vielleicht können Sie wahrnehmen, dass von dort ein bestimmtes Gefühl ausgeht?

Wenn Sie der Stelle jetzt ein Gesicht aufzumalen hätten, wie würde dieses Gesicht schauen? Hämisch, grimmig, verächtlich, traurig oder vielleicht sogar liebevoll?

Lassen Sie dieses Gesicht in Ihrer Fantasie ganz deutlich werden. Sie selbst bleiben in einer liebevoll achtsamen Haltung.

Und nun fragen Sie dieses Wesen, das Sie sich geschaffen haben, was es von Ihnen will. Was willst du mir klarmachen, was soll ich durch dich lernen?

Was habe ich wann verkehrt gemacht, dass du dich bei mir einnisten konntest? Was muss ich tun, damit du dich wieder kleiner machen und vielleicht ganz gehen kannst?

Lassen Sie sich bei all diesen Fragen Zeit, bis Sie eine für sich befriedigende Antwort erhalten haben. Manchmal kommt es vor, dass Sie erst einmal keine Antwort erhalten, nur trotziges Schweigen.

Wenn Sie allerdings mit Ihrer liebevolle Haltung dort bleiben und der Stelle nochmals sagen, dass es Ihnen leid tut, weil Sie diese Stelle so lange vernachlässigt haben, dann kann aus dem Schweigen allmählich eine Öffnung erfolgen und eine Kooperationsbereitschaft. Schließlich will Ihre Krankheit ja genau das erreichen: eine Umkehrung und Neubesinnung.

Wenn Sie für dieses Mal für sich ausreichende Antworten erhalten haben, dann machen Sie mit der Stelle noch aus, was der erste Schritt zur Veränderung sein soll. Dies kann erst einmal ein kleiner Schritt sein, der auch gut umzusetzen ist und Ihnen und dem Stellenwesen zeigt, dass Sie auf einem guten Weg sind.

Bedanken Sie sich jetzt bei dem Wesen für seine Hilfe und verabschieden Sie sich auf Ihre Weise.

Kommen Sie dann langsam und allmählich zurück in das normale Wachbewusstsein, indem Sie tief atmen und sich rekken und strecken, gähnen und stöhnen, so wie es gut tut. Werden Sie wieder ganz wach und setzen Sie Ihren ersten Schritt in den nächsten Tagen auch wirklich um!

Diese kleine Begegnungsreise sollten Sie nach Möglichkeit öfter machen, damit Sie ein Gefühl dafür bekommen, dass Sie nicht ohnmächtig irgendeinem Schicksal ausgeliefert sind, sondern alles in einem höherem Sinnzusammenhang stehen kann.

Dies fördert Ihr Annehmen der aktuellen Situation, die ja auch mit Schmerzen und Frustrationen verbunden sein kann. Durch die liebevolle, hinwendende Kommunikation mit Ihrem »Genesungsbereich« entsteht in Ihrem Unterbewusstsein das Signal: Jetzt weiß ich, warum ich diese Krankheit genau zu dieser Zeit habe, und bekomme Hinweise, wie ich mein Leben sinnvoll verändern kann.

Ab jetzt kann von den tieferen Schichten Ihres Seins ein Heilungsimpuls ausgehen, durch den der »Tumor« – ich bezeichne diese Stelle in Ihrem Körper ja lieber als Genesungsbereich – sich zurückbilden und am Ende Heilung geschehen kann.

Bitte beachten Sie auch hierbei wieder, dass das nur ein »Konstrukt« ist, also ein künstlich hergestellter Zusammenhang. Die Frage ist bei der Entwicklung solcher Konstrukte aber immer, welche Auswirkung sie auf uns haben. Meine Erfahrung ist, dass sich Patienten damit sehr wohl fühlen und aus einer ohnmächtigen Haltung befreit werden. Da die Schulmedizin sich auch solcher Konstruktionen bedient, erscheint es mir legitim, wenn ich Ihnen hier eine positiv aufbauende Idee vorstelle. Bitte benutzen Sie diese, wenn auch Sie darin etwas Genesungsförderliches entdecken können.

Im zweiten Teil meines Buches möchte ich Sie auf eine Reise in die tieferen Schichten der Existenz führen. Falls Sie daran kein Interesse haben, wünsche ich Ihnen an dieser Stelle alles Gute! Ich würde mich über Ihr Feedback freuen, wenn Ihnen dieses Buch in irgendeiner Weise neue Ideen oder Erkenntnisse gebracht hat. Auch konstruktive Kritik ist herzlich willkommen, denn ich lerne jeden Tag und kann davon nur profitieren.

Teil II

Der Sprung über die Abyssos

1

Was wirkt wirkliche Wirklichkeit?

Im ersten Teil dieses Buches habe ich versucht, Ihnen meine Sicht auf die Erkrankung und die psychotherapeutische Genesungsunterstützung vorzustellen. Sie haben erkannt, dass innerhalb dieses Konzeptes jede Krankheit eine Form von Lösungsversuch darstellt; eine Lösung für ein Problem, das Sie sich nicht getraut haben, konstruktiv anzugehen, oder für das Sie keine eigene Lösung gefunden haben. Die Krankheit hilft Ihnen, aus den bisherigen erfolglosen Problemlösungsversuchen herauszufinden und Ihren Fokus auf etwas ganz anderes zu richten: auf sich selbst! Diese Wege zur Selbstentdeckung und Heilung sind im ersten Teil zu finden.

Dieser zweite Teil möchte einen Schritt weitergehen und Ihren Blick auf etwas über das Selbst Hinausgehendes richten. Sie sollten allerdings durch die Übungen des ersten Teils ein gutes Verhältnis zu sich selbst aufgebaut haben.

Viele Menschen wenden sich spirituellen Themen zu, in denen es meistens um die Auflösung des Egos geht, ohne überhaupt ein gesundes Ego entwickelt zu haben. Ein Ego entwickeln, das klingt für manche etwas befremdlich, denn wir sind gewohnt, die Begriffe Egoismus oder Egozentrik sehr negativ zu bewerten. Im Christentum wird ja das Thema Altruismus, das Sich-um-den anderen-Kümmern und Ganz-für-den-anderen-da-Sein hochgehalten, wobei in dem Ausspruch: »Liebe deinen Nächsten, wie dich selbst«, ja der Egoismus als Voraussetzung für den Altruismus mitgegeben wurde. Also ist der Aufbau eines gesunden Egos überhaupt erst einmal die Grundlage für die Nächstenliebe. Also bitte überspringen Sie die im ersten Teil gegebenen Übungen nicht, sondern erkennen Sie mit Hilfe der Übungen, in welchem Bereich Ihres Lebens noch etwas zu verändern ist, damit Sie immer mehr in Wahrhaftigkeit und Authentizität leben können.

Wenn dieser zweite Teil mit einem Sprung überschrieben ist, dann stellt sich natürlich erst einmal die Frage, wer soll wohin springen?

In allen Kulturen finden wir das Thema, dass es immer eine Lehre für das »gemeine Volk« gibt und die »geheimen« Lehren, die nur einem bestimmten Eingeweihtenkreis zugänglich gemacht werden. Diese Lehren wurden deshalb nur an Ausgewählte weitergegeben, weil die Gefahr bestand, dass bei Menschen, die dieses Wissen unvorbereitet erlangen, Ängste geschürt werden, die schlecht wieder aufgelöst werden könnten.

Wenn wir gemeinsam jetzt »hinter den Schleier blicken« oder »über die Abyssos (Abgrund) springen«, dann geht es darum, tieferes Wissen über die dem Menschsein zugrundeliegende Bedeutung zu erhalten. Die Frage nach dem Wohin und Wofür wollen wir uns tiefer anschauen, weil so auch den Fragen nach Krankheit und Genesung nachgegangen werden kann.

Wir beginnen mit einem Spruch aus dem »Kurs in Wundern«, der für jeden Menschen eine Pflichtlektüre darstellt. Hier finden wir gleich zu Beginn den Spruch: »Nichts Wirkliches kann bedroht werden und nichts Unwirkliches existiert, das ist der Frieden Gottes.«

Wenn Sie die Wahrheit dieses Satzes irgendwann einmal erfasst haben werden, dann werden Sie auch verstehen, warum er hier steht.

Wir wollen einmal versuchen, dieses Verstehen einzuladen. Wenn der erste Teil des Satzes wahr ist, dass nichts Wirkliches bedroht werden kann, dann müssen wir uns natürlich fragen, was alles bedroht wird. Und da sind natürlich zuerst einmal unser Körper, all die Dinge, die uns umgeben, und im Grunde die ganze uns bekannte Welt, die durch den vielfach möglichen atomaren Holocaust bedroht ist.

Wenn also all dies bedroht werden kann, dann kann es, folgt man diesem ersten Satz, nicht »wirklich« sein. Jetzt werden sich die meisten Leser empört abwenden und mir entgegenhalten, dass ihr Körper sehr wohl wirklich ist, die Schmerzen es sind und überhaupt dies wohl der größte Stuss sei, der geschrieben wurde.

Sie merken schon, warum viele Jahrtausende diese Erkenntnis als geheim galt und den Menschen verborgen wurde. Eine oberflächliche Betrachtungsweise wird der Tiefe dieses Spruches einfach nicht gerecht. Es hat immer wieder Schulen gegeben, die in Meister-Schüler-Übertragung die Erläuterung dazu gegeben haben. Man nennt das Esoterik, also ein Wissen, das nur in geschlossenen Kreisen weitergegeben wurde.

Inzwischen ist allerdings die Quantenphysik so weit, dass sie diesen Satz beweisen kann und damit an die Öffentlichkeit gegangen ist. Damit wird dieses Wissen nach außen gegeben und trivialisiert. Wir schauen uns also einmal an, wie die modernen Wissenschaftler uns diesen Spruch erklären. Manche dieser Physiker sagen uns, dass erst durch die Bewusstseinslenkung eines Menschen Realität entsteht. Das heißt, dass erst dort, wo unsere Aufmerksamkeit hinwandert, sich die Quanten, die kleinsten »materiellen« Einheiten, zu fester Materie verbinden und uns eine vermeintlich dichte Welt vorgaukeln. Sobald die Aufmerksamkeit allerdings wieder abgezogen wird, werden sich diese Teilchen wieder in Wellen verwandeln, und die Welt löst sich auf.

Das ist natürlich schwer vorstellbar, deckt sich aber genau mit den Erkenntnissen aller Weisheitsbücher. Die Buddhisten zum Beispiel nennen diese Welt »Maya«, Illusion. Also scheint es tatsächlich so zu sein, dass wir die Schöpfer unserer »Realität« sind, wie es uns alle spirituellen Lehrer klarmachen wollen. Wir erschaffen uns in jeder Sekunde unseres Lebens all die kleinen und großen Probleme, über die wir uns dann schrecklich beklagen. Ist das nicht ein großer Witz?

Das einzig »Wirkliche«, also das, was Wirkung erzeugt, ist demnach also unser Bewusstsein. Dieses kann, als logische Folge unseres Spruches, nicht bedroht werden. Denn es ist das, was die »Wirklichkeit« schafft und damit die »Ursache« für unsere Welt.

Dieses primär Ursächliche kann also von seinen eigenen »Schöpfungen« nicht bedroht werden, sonst wäre es nicht wirklich. Dies unterstreicht auch der zweite Teil unseres Satzes: »Nichts Unwirkliches existiert.« Das heißt, dass nur das Wirkliche, also unser schöpferisches Bewusstsein, existiert. Alles, was uns im Alltag bedrohlich erscheint, ist also nach dieser Erkenntnis nur ein Produkt unserer eigenen Aufmerksamkeitsfokussierung.

Wie kann es also geschehen, dass wir dieser vermeintlich realen Welt soviel Bedeutung und Aufmerksamkeit geben? Wie kann es sein, dass wir diese Erkenntnis der Quantenphysiker immer wieder hören und doch ignorieren? Welche Bedeutung für unser Leben hätte es, wenn wir tatsächlich in all unseren synaptischen Verbindungen im Gehirn diese einzige Wahrheit realisieren würden? Welche Bedeutung hätte dies für unsere »Krankheit«?

Diesen Fragen möchte ich im Folgenden nachgehen, und, wie oben schon angedeutet: Manches klingt für den »gesunden« Verstand wie Irrsinn, aber vielleicht ist ja all das bisher für »gesund« Gehaltene der eigentliche Irrsinn?

Zurück zu unserer Kapitelüberschrift: Wir können diese Frage: »Wer wirkt Wirklichkeit nun denn wirklich?« relativ einfach mit: »Unser Bewusstsein« beantworten. Was bringt uns diese Erkenntnis nun?

2
Bewusstheit in unserem Leben

Diese Erkenntnis, dass alles sich in unserem Leben Ereignende auch etwas mit uns zu tun hat, kann eigentlich gar nicht richtig begriffen werden. Jedes Vogelzwitschern, jeder Sonnenstrahl, jeder Mensch, der uns begegnet, und jeder Ton, der unsere Ohren trifft, ist Teil unserer Schöpfung?

Wow, welche ungeheure Macht hat mein Bewusstsein!

Das Problem liegt aber nicht an dem Teil unseres Bewusstseins, das uns gerade im Moment bewusst ist, sondern an dem, der uns im Alltag nicht bewusst ist. Unsere Gehirnforscher haben festgestellt, dass nur höchstens sieben Sinnesreize gleichzeitig in unser Bewusstsein treten können. Die vielen anderen Reize, denen wir ausgesetzt sind, werden von unserem Gehirn einfach ausgeblendet.

Wenn wir bei der Annahme bleiben, dass wir die Schöpfer unserer Realität sind, dann können wir gerade mal sieben Wahr»gebungen« gleichzeitig erschaffen. Ein spannend beschränkender Gedanke, dass unsere »Realität« nur aus sieben gleichzeitig wahrnehmbaren Sinnesreizen zusammengesetzt sein soll.

Aber vielleicht probieren Sie es gerade in diesem Moment einmal aus. Sie sehen diese kleinen schwarzen Dinger auf das Papier gedruckt, das Sie gerade in der Hand halten. Wahrscheinlich nehmen Sie erst jetzt, in dem Moment, in dem Sie dies lesen, wahr, wie sich das Buch in Ihren Händen tatsächlich anfühlt. Vorher war dieser Sinneseindruck nicht in Ihrem Bewusstsein. Auch sind Sie sich sicherlich nicht darüber bewusst, wie sich Ihr kleiner linker Zeh anfühlt. Oder eben jetzt halt doch, weil ein Teil Ihrer Aufmerksamkeit sich jetzt genau dorthin bewegt und eine Wahrnehmung schafft.

Okay, probieren Sie einfach einmal aus, wie viele Reize Sie gerade in diesem Moment tatsächlich gleichzeitig spüren können. Ich glaube, es ist eine recht bescheidene Auswahl.

Jetzt kommt noch ein Faktor dazu. Jeder Sinnesreiz wird ja in unserem Gehirn nicht einfach so wahrgenommen, sondern auch noch mit einem Haufen weiterer Information bestückt. Erinnerungen, Bewertungen und Gefühle werden auf die Wahrnehmung gepackt und dann erst über den Thalamus in unser Bewusstsein gesandt. Also ist das, was wir dann wirklich bewusst mitbekommen, ein Konglomerat aus eigenen Schöpfungen. Dann kommt noch ein Zeitfaktor dazu: Die Arbeit in unserem Gehirn dauert einige Millisekunden, und damit ist das, was wir erkennen, schon längst wieder Vergangenheit. Und es kommt noch ein Faktor dazu: Die Gehirnforscher erklären uns, dass die synaptischen Verbindungen in unserem Gehirn die Tendenz haben, dass ihre Verbindung um so fester wird, je öfter wir dasselbe denken. Neue und unbekannte Gedanken zu denken, ist für das Gehirn also erst einmal ungewohnt, und wenn dieser Gedanke nicht gepflegt wird, dann wird diese synaptische Schaltung auch schnell wieder aufgelöst und die Idee ist verlorengegangen.

Das gilt natürlich auch für dieses Buch und seine Theorien. Sie werden sich vielleicht bis zum Ende dieses Buches durchlesen, es zuklappen und eventuell noch einmal über das nachdenken, was Sie gelesen haben. Danach aber wird das Gelesene in Ihrem Gehirn sofort an Bedeutung verlieren, wenn Sie diese Ideen nicht weiter verfolgen oder die Übungen einfach wieder vergessen.

Sie werden sich dann fragen, warum sich in Ihrem Leben nie etwas verändert. Und die einzige Antwort, die Sie sich selbst geben müssten wäre: »Weil mein Denken immer das gleiche bleibt.«

Die Struktur Ihres Denkens sieht so aus, dass sich ein Gedanke an den nächsten reiht. Jede Minute, Stunde, Tage, Jahre... immer wieder produziert Ihr Gehirn unablässig Gedanken. Sie sind so daran gewöhnt, und darum fällt es Ihnen nicht auf, dass in Ihrem Kopf ständig etwas plappert. Dieser innere Monolog schafft Ihre Realität.

Was würde passieren, wenn Sie gerade jetzt im Moment einmal stoppen würden? Was würde passieren, wenn Sie für eine kleine

Weile das Rauschen in Ihrem Kopf abschalten würden und sich einfach auf die kleine Pause zwischen den einzelnen Gedanken konzentrieren?

Probieren Sie es einfach einmal gerade aus – jetzt!

Lesen Sie noch die nächsten Sätze, und dann legen Sie das Buch beiseite und probieren tatsächlich aus, was passiert, wenn Sie nicht denken. Am besten ist es, wenn Sie sich auf die kleine Pause zwischen Ihren Atemzügen konzentrieren. Erforschen Sie diesen Umkehrpunkt zwischen Ein- und Ausatem und den Punkt zwischen Aus- und Einatem.

Was passiert, wenn Sie ganz achtsam diese kleine Atemlücke beobachten?

Legen Sie jetzt das Buch beiseite und spüren Sie einfach einmal hin. Jetzt...

Sie lesen ja immer noch, also bitte jetzt tatsächlich ausprobieren.

Okay, was haben Sie erfahren? Im besten Falle konnten Sie wahrnehmen, dass Ihr Denken am Umkehrpunkt Ihres Atems ganz kurz zum Stillstand kommt. Beim Weiteratmen bleibt ein Hauch dieser Stille noch bis zum nächsten Atemwechsel erhalten. Vielleicht ist es Ihnen sogar gelungen, mehrere Atemzüge lang gar nichts zu denken. Wunderbar! Was soll das aber bringen?

Nun, wenn Sie sich noch an die vorangegangenen Ausführungen erinnern, dann wissen Sie, dass Ihre Gedanken Ihre Realität erzeugen. Wenn Sie anfangen, nichts mehr zu denken, passiert logischerweise auch etwas mit *Ihrer* Realität: Sie verändert sich!

Je mehr Ruhe in Ihre Gedanken einkehrt, desto entspannender wird sich Ihre Realität entwickeln. Sie werden in Situationen, auf die Sie früher mit innerer Unruhe und Gedankenwirrwarr reagiert haben, allmählich ohne die vielen Geschichten auskommen, die Sie sonst um die Ereignisse gesponnen haben. Sie konzentrieren sich einfach auf die Lücke zwischen Ihren Atemzügen, und schon sind Sie wieder in einem Raum zwischen den Gedanken und nehmen Ihr pures Sein wahr.

Probieren Sie das heute einmal ganz bewusst aus! Stellen Sie sich den Situationen, die sonst immer wieder Probleme bereitet haben, und lassen Sie sich überraschen, was sich ereignet, wenn Sie Ihren Aufmerksamkeitsfokus nur auf Ihren Atem verlagern.

Natürlich werden Ihre gewohnten synaptischen Verbindungen anfangen, Energie abzufeuern. Nehmen Sie wahr, wie sich Ihre Lieblingsgeschichten zu den Situationen abspulen wollen, und dann lenken Sie Ihre Aufmerksamkeit auf die Atempause. Es geht dabei nicht darum, diese Geschichten zu unterdrücken, sondern einfach nur den Fokus neu auszurichten.

Irgendwo in Ihrem Gehirn werden Sie noch ein sanftes Echo der alten Bewertungen, Ängste und Befürchtungen erahnen, aber die Stille zwischen Ihren Atemzügen wird mit der Zeit immer attraktiver werden und damit Ihrem Fokus automatisch eine neue Ausrichtung geben. So wird sich ganz von alleine Ihr Leben verwandeln, weil Sie Ihre Bewusstheit auf eine vollkommen neue Grundlage gestellt haben.

Eine alte Erzählung vertieft diese Erfahrung:

Zwei Mönche waren auf ihrem Weg zum Kloster, als sie an einem Fluss eine weinende junge Frau sahen. Auf ihre Frage, warum sie weine, antwortete die Frau, dass der Fluss wegen der Regenfälle so reißend sei, dass sie sich nicht mehr hinübertraue.

Da nahm der eine der Mönche die Frau auf seine Arme und trug sie über den Fluss. Er verabschiedete sich und kehrte zu seinem Weggefährten zurück. Nach drei Stunden Fußmarsch, die Klostermauern kamen in Sicht, fragte der Weggefährte: »Es ist uns doch verboten, Frauen anzufassen, wie willst du das dem Abt erklären?«

Der andere antwortete: »Siehst du, ich habe das Mädchen am anderen Ufer des Flusses abgesetzt, aber du trägst es immer noch mit dir herum!«

Lassen Sie also die alten Geschichten los! Sie werden dadurch immer nur in der Vergangenheit oder einer fiktiven Zukunft gehalten und verpassen das Hier und Jetzt!

3
Verweilen im Hier und Jetzt

Nun erklären uns die Gehirnforscher noch eine wichtige Funktionsweise unseres Gehirns: Sie sagen, dass wir neue Gewohnheiten nach Möglichkeit über 21 Tage beibehalten sollen, um eine dauerhafte Veränderung in unser Leben einzuladen. Diese 21 Tage sind sehr wichtig für unser Gehirn, denn in dieser Zeit beginnen die Synapsen, sich dauerhafter zu verbinden, und das neue Verhalten ist »gebahnt«. Wir sprechen ja auch umgangssprachlich von etwas, das aus der Spur gerät oder von eingespurtem Verhalten.

Was passiert, wenn Sie Ihre Bewusstheitsübung nach zehn Tagen einmal vergessen und erst nach zwei Tagen wieder aufnehmen? Sie beginnen gehirntechnisch gesehen nochmals von vorne und können die ersten zehn Tage glatt vergessen. Unser Gehirn ist da also sehr radikal und fordert tatsächlich vollen Einsatz von uns, und das über 21 Tage hinweg. Sonst legt es dieses neue Verhalten als »nicht wichtig für das System« in irgendeine Schublade (meist steht dort »kann man getrost vergessen« drauf) ab. Und genau das ist ja auch der Punkt, den Sie schon so oft in Ihrem Leben erlebt haben. Sie probieren etwas, es gelingt vielleicht auch anfänglich, Sie lassen nach, und dann rutschen Sie in die alten Verhaltensmuster zurück.

So erhalten Sie eine Bestätigung für Ihren alten Glaubenssatz: »Ich schaffe das ja doch nicht!« Dieser wird dann noch tiefer in Ihr Gehirn eingegraben, und Sie bleiben weiter in der alten Bahn.

Wir haben im letzten Kapitel erfahren, was es bedeuten kann, wenn Sie sich täglich, vielleicht sogar mehrmals, daran erinnern, dass es zwischen Ihren Gedanken eine Pause geben kann und dort etwas zu finden ist, nach dem Sie sich eigentlich schon immer gesehnt haben: Ruhe, Entspannung und, wie es der apostolische

Segen ausrückt, »der Frieden Gottes, der höher ist als alle Vernunft«.

Also machen Sie sich auf den Weg und geben Sie sich selbst ein Versprechen: Ich lasse mich täglich in die Pause zwischen meinen Gedanken fallen und weile dort einige Zeit. Ich genieße den Frieden, der so in mir entsteht, und lasse ihn in alle Zellen meines Körpers fließen. Ich bin ganz im Hier und Jetzt!

Zum Hier und Jetzt wurde schon sehr viel von wunderbaren Autoren geschrieben. Ich empfehle Ihnen zur Vertiefung dieses Themas das Buch von Eckhart Tolle »Jetzt! Die Kraft der Gegenwart«. Hier finden Sie eine wunderbare Einführung und auch Übungen zu diesem Thema.

Unser Leben kann sich nur in diesem ewigen Jetzt entfalten. Vergangenheit und Zukunft sind nur durch unsere Gedanken vermeintlich real. Doch das einzige wirklich Reale ist unser Bewusstsein in diesem gegenwärtigen Moment. Dies ist die Quintessenz aus diesem Kapitel. Dabei kann der Begriff Quintessenz als Synonym für einen langen Prozess und das wertvolle Ergebnis daraus begriffen werden.

Die alten Alchemisten stellten wertvolle Arzneien her, indem sie die Pflanzensäfte fünfmal auf besondere Weise behandelten und destillierten. Dadurch blieb von der Pflanze das »Wesentliche«, also das Wesen der Pflanze zurück. Dieses »Ergebnis« wird auch durch unsere Übung erreicht: Das Wesentliche von Ihnen wird deutlich, der wahre Kern. Dieser Kern hat immer etwas mit Stille, Weite und Grenzenlosigkeit zu tun.

Viele Mystiker haben diesen Zustand als »Unio Mystica« bezeichnet. Diese romantische Beschreibung der »Vereinigung mit Gott« wurde meistens durch die Metapher der Vermählung (die »chymische Hochzeit«) ausgedrückt. Ich halte das für ein sehr gelungenes Bild, denn wir können uns darunter alle etwas vorstellen. Wir verbinden uns mit Gott wie Mann und Frau.

Vielleicht glauben Sie, dass ich jetzt doch etwas schwärmerisch werde, aber mir ist es mit diesem Bilde sehr ernst. Die obengenannte Achtsamkeitsübung auf die Pause zwischen Ihren Atemzügen und die damit einhergehende Lücke zwischen Ihren Gedanken kann Sie, bei regelmäßiger Übung, mehr und mehr in diese Hochzeit hineinführen, und Ihr Leben wird sich verändern. Sie merken, dass diese Übung nichts mit den verschiedenen Religionen der Welt zu tun hat, nein, sie ist eine *Re-ligio*, eine Rückverbindung mit Ihrem Ursprung. Da kommt gleich das nächste innere Bild: der Ur-Sprung.

Stellen Sie sich einen Teller in Ihrer Küche vor. Er ist hoffentlich ganz, rund und vollkommen. Jetzt fällt er Ihnen hin, er geht nicht kaputt, aber er bekommt einen Ur-Sprung, er hat eine kleine Macke und Instabilität abbekommen und ist nicht mehr in seinem Urzustand.

Es bedarf manchmal nicht allzu vieler »Anstöße«, und plötzlich ist die Einheit dahin, und wir haben den Teller in der »Zweiheit« oder Dualität. Jetzt ist der Teller unterscheidbar von seinen Kollegen im Schrank, er hat eine Indivi-Dualität. Dummerweise gehört zu unserem Beispiel die Tatsache dazu, dass er jetzt nicht mehr bestimmungsgemäß gebraucht werden kann. Er ist kaputt, un-heil. Ihm ist ein Unheil widerfahren.

Jetzt gibt es zwei Möglichkeiten: Wir werfen die Teile weg (was in unserer heutigen Wegwerfgesellschaft sehr schnell passiert) oder wir reparieren ihn mit Kleber. Wenn wir das hinbekommen, alle Teile wieder zu einem Ganzen zusammenzufügen, seine Ganzheitlichkeit wiederzuherstellen, dann ist er nicht mehr so wie vor dem Ur-Sprung, aber er ist wieder gebrauchstüchtig und wird zu einem besonderen Stück in unserem Schrank!

4
Zurück zum Ursprung und Davor!

Sie merken an der Ausführlichkeit dieser Tellermetapher, dass wir hier zu einem sehr zentralen Thema dieses Buches gekommen sind. Die Frage nach dem Ursprünglichen in unserem Leben oder, um im Bild der Metapher zu bleiben: »Wie haben wir unseren *Sprung* erhalten?« Wenn Sie jetzt meinen, dass der Autor doch einen Sprung in der Schüssel hat, dann sind Sie mir sehr gut gefolgt, und ich kann nur antworten: »Ja!« Und leider haben auch Sie diesen Sprung, und ich hoffe, dass wir auf dem Weg zum Kleber sind und ich Sie noch ein bisschen auf dem Weg zur »Ganzheit« begleiten kann.

Also was war vor dem Ursprung? Wie kam es zum Ur-Sprung? Was ist der Zustand des Zersprungenseins und wie kommen wir wieder hinein in diesen Vor-Ursprung? Diesen Fragen möchte ich auf den folgenden Seiten nachgehen. Während Sie dies allerdings lesen, sollten Sie sich aber immer wieder an unsere kleine Übung erinnern. Ein Lehrer von mir, Frank Kinslow, hat diese Übung auf den Alltag ausgeweitet und seine Schüler immer wieder daran erinnert, dass jede »Lücke« genutzt werden kann, um in diesen Zustand der »Einheit« zurückzukommen. Also probieren Sie doch einmal Folgendes:

Die Atempause

Setzen Sie sich entspannt irgendwo hin und konzentrieren Sie sich zuerst wieder auf Ihren Atem. Nehmen Sie die Umkehrpunkte wieder wahr, die Stille an diesen Punkten. Nun halten Sie eine Hand vor sich und dann konzentrieren Sie sich auf den Abstand zwischen zwei Fingern Ihrer Hand, zum Beispiel Ihrem Zeige- und Mittelfinger.

Versuchen Sie einfach den Raum zwischen diesen beiden Fingern zu erspüren (die Finger sollten dabei natürlich nicht zusammengelegt sein, sondern ganz locker gehalten sein). Nehmen Sie das Nichts zwischen Ihren Fingern wahr und lassen Sie sich ganz in diese Empfindung hineingleiten. Wenn Sie eine Weile dabei verharren, werden Sie auch hier in diesen Raum der Gedankenleere hineinkommen können.

Dann erweitern Sie ganz gelassen Ihren Blick und schauen sich ganz entspannt zwei andere Gegenstände an, die nebeneinander stehen. Konzentrieren Sie sich auf die Lücke zwischen beiden Gegenständen und finden Sie die Leere.

Vielleicht hängen zwei Bilder an der Wand. Finden Sie die Leere. Wandern Sie noch einige Minuten mit Ihrem Blick im Zimmer umher und konzentrieren Sie sich nicht auf die Gegenstände, sondern den leeren Raum zwischen diesen.

Sicherlich werden Sie merken, dass diese kleine Übung eine wunderbare Auswirkung auf Ihren Gedankenstrom hat! Er wird immer länger abreißen und eine angenehme Stille in Ihnen zurücklassen.

Auch diese kleine Übung ist Teil unseres »Klebers«, der uns wieder heil werden lässt, der den Sprung zurück unterstützt. Führen Sie die Übung also aus, so oft Sie sich daran erinnern, und benutzen Sie kleine Zettel, die Sie überall dorthin kleben, wo Ihr Blick besonders häufig hinfällt, zum Beispiel neben den Fernseher oder an den Kühlschrank oder ans Telefon. Auf die Zettel schreiben Sie einfach: Was ist in der Lücke?

Manch einer, der zu Ihnen auf Besuch kommt, könnte sich zwar wundern, aber das stört ja nicht und bietet die Gelegenheit, über diese Übung zu sprechen und Ihren Besuch davon profitieren zu lassen.

Nach dieser ergänzenden Übung, die Sie also ab jetzt in Ihren Alltag einbauen und auch während des Lesens immer wieder machen können, indem Sie sich auf die kleinen Zwischenräume zwischen den Wörtern konzentrieren, gehen wir nun den oben gestellten Fragen nach.

Vorsicht: Alles, was folgt, ist ein Konstrukt!

Wir haben ja in den vorherigen Kapiteln schon einmal über Konstrukte gesprochen. Sie sollten immer überprüfen, ob ein Gedankengang etwas in Ihrem Leben verändert, ob sich vielleicht sogar eine positive Wendung durch ein neues Denksystem ergeben hat. Wenn nicht, dann lade ich Sie ein, das nun folgende gedankliche Konstrukt, das allerdings nicht auf meinem Mist gewachsen ist, so schnell wie möglich wieder zu vergessen und wie bisher weiterzuleben!

Die erste Frage lautete: Was war vor dem Ursprung, und ich möchte das Wort Ursprung hier in der Bedeutung der obigen Betrachtungen benutzen, als den Augenblick, in dem der Teller seinen ersten Sprung erhält.

Dieser Frage wurde in allen Religionen und Philosophien nachgegangen, und meistens wurde für diesen Vor-Schöpfungszustand eine Metapher oder ein Bild benutzt, denn etwas Begrenztes kann etwas Unbegrenztes nicht denken, da ja jeder Gedanke wieder eine Eingrenzung ist, und selbst Worte wie »Nichts«, »Nirwana«, »En-Soph« (aus der Kabbala) oder »Gott« lassen bestimmte innere Bilder aufsteigen und können dieses Vorursprüngliche nicht beschreiben. Im Daoismus wird das sehr schön mit dem ersten Aphorismus aus dem Daodejing beschrieben:

Der Sinn, der sich aussprechen lässt,
ist nicht der ewige Sinn.
Der Name, der sich nennen lässt,
ist nicht der ewige Name.
»Nichtsein« nenne ich den Anfang von Himmel und Erde.
»Sein« nenne ich die Mutter der Einzelwesen.
Darum führt die Richtung auf das Nichtsein
zum Schauen des wunderbaren Wesens,
die Richtung auf das Sein
zum Schauen der räumlichen Begrenztheiten.

Beides ist eins dem Ursprung nach
und nur verschieden durch den Namen.
In seiner Einheit heißt es das Geheimnis.
Des Geheimnisses noch tieferes Geheimnis
ist das Tor, durch das alle Wunder hervortreten.

Wir wollen also etwas genauer in das »Geheimnis des tieferen Geheimnisses« hineinspüren. Auch wenn wir diesen Bereich letztlich nicht mit Worten beschreiben können, so können wir ihn doch erfahren. Und dann sind wir wieder bei unseren Übungen. Solche Übungen wurden schon vor vielen Tausend Jahren von Meister zu Schüler weitergegeben, meist natürlich in einem sehr geheimen Kontext. Der Schüler musste sich erst durch eine Reihe von Prüfungen beweisen, damit der Meister erkannte, ob der Schüler wirklich bereit war.

Wie sehr haben sich die Zeiten geändert. Die wesentlichsten Übungen stehen heute zum Beispiel in Büchern über Psychoonkologie, sind einfach und frei verfügbar. Das Geheime wird offenbar und… verliert seine Bedeutung. Vielleicht haben Sie ja auch schon einige Bücher gelesen, Kurse zu Meditation besucht, Yoga praktiziert und, und, und…

Im besten Falle haben Sie dadurch Ihre Lebensqualität verbessert und einen persönlichen Gewinn erlangt. Sie haben vielleicht auch schon gehört, dass Ihre Gedanken zum Stillstand kommen sollen, dann aber wird die nächste Yogaübung gemacht, und Sie denken an das Abendessen, den nächsten Tag oder an sonst etwas. Auch lenkt uns das Alltagsleben immer wieder davon ab, wirklich tief in eine Übung hineinzukommen. Da hatten es die Schüler in den Einweihungstempeln natürlich leichter, sie konnten sich ganz ihren Übungen widmen und mussten sich keine Gedanken um das Abendessen machen.

Zurück zu unserer nächsten Frage, was denn nun Ursache des Ursprungs gewesen sein könnte?

Also, vor dem Ursprung gibt es das Unbenennbare, das Numinose, dem wir keinen Namen und kein Attribut zuweisen können. Dieser Urquell ist jenseits aller Begrifflichkeit und wird im Folgenden als Urquell bezeichnet. Er ist niemals mit einem Gegenteil ausgestattet und kann daher auch nicht mit Sein oder Nicht-Sein umschrieben werden, da ja dadurch wiederum Beschränkungen entstünden.

Wie schon gesagt, können wir diesen Urquell nicht wirklich erfassen, und daher kann er auch nur mit dem beschrieben werden, was er nicht ist. Mit diesem Problem haben sich schon die Philosophien in allen Kulturen auseinandergesetzt und sind gescheitert. Daher möchte auch ich mein Scheitern zugeben und diesen Urquell in seiner Einheit und Nicht-Dualität in Ruhe lassen. Hier kommt allerdings der Begriff der Re-ligio, der Zurück-Verbindung, zum Tragen. Die große Idee fast jeder Religion ist dieses »Nach-Hause-Kommen«, zu Gott kommen, »ich und der Vater sind eins«, in die »Leere eingehen« Shunjata, sagen die Japaner im Zen-Buddhismus.

Es gibt also viele Erfahrungsberichte über diese Verbindung oder besser Rückverbindung zu dieser Quelle allen Seins.

Sehr häufig findet man als gemeinsame Basis, dass es einen eigentlichen Urgrund gibt, der mit den unterschiedlichsten Namen belegt wird. Die Juden sagen En oder Ain, was sehr an unser Zahlwort Eins erinnert. Die Hindus haben, je nach Schule, unterschiedliche Ansätze. Der Advaita Vedanta geht davon aus, dass es Schöpfung gar nicht gibt und dass alles »Erkennbare« nur Maya sei, also Illusion. Andere Richtungen benennen Brahma als Schöpfergott, der allerdings auch wieder in das Eine Unwandelbare eingehen kann. Dieses Brahman genannte »Wesen« hat keinen Anfang und kein Ende, sondern ruht in seiner Soheit, unbegreiflich und unbeschreiblich.

Im Buddhismus wird der Frage ganz einfach aus dem Weg gegangen. Da der Buddha diese Frage unbeantwortbar fand, sei es sinnlos, sich mit ihr zu beschäftigen.

Im Christentum kennen wir aus den Anfängen der Bibel das Wort Tohowabohu, den Chaoszustand, der aber auch eine geistliche und geistige Leerheit kennzeichnet.

Gerade das Wort Chaos beschreibt mit seinem Gegenteil Kosmos diese ungeordnete Leere, die sich erst durch den Ursprungsakt der Schöpfung in den Kosmos, die Ordnung, verwandelt.

Wir begannen ja im Kapitel 1 dieses zweiten Teiles mit einem Spruch aus dem »Kurs in Wundern«: »Nichts Wirkliches kann bedroht werden und nichts Unwirkliches existiert.« Dieser Kurs schließt sich also der Advaita-Sichtweise an: Diese Schöpfung ist eine Illusion, und unsere Aufgabe ist es, dies zu erkennen und aus den Verlockungen dieser Illusion auszusteigen, anstatt uns immer wieder dieser Welt hinzugeben, sie für wahr anzuerkennen und ihr Bedeutung zu geben.

Diese Sichtweise ist auch von den Gnostikern übernommen worden. Diese sahen die Schöpfung als das egoistische Machwerk eines Demiurgen an, während Gott von diesen Machenschaften unberührt bleibt und als ewiges Prinzip nichts mit dieser Welt zu schaffen hat. Andere Religionen und Philosophien kennen die Idee eines »Schöpfergottes« ebenfalls, belegen ihn allerdings mit eher positiven Eigenschaften.

Auch im klassischen Christentum wird Gott als Schöpfer aller Dinge angesehen. Hier finden wir allerdings solche negativen Eigenschaften wie rachsüchtig, eifersüchtig, strafend und andere Attribute, die nicht gerade nett sind, was dem Gedanken der Gnostiker schon wieder nahekommt, dass dieser Schöpfergott eher ein »Kleingeist« ist und daher auch mal ausrasten kann und ganze »Feindesheere« zermalmt. Er wird im alten Testament mit den vier Buchstaben JHVH beschrieben und als Jehovah oder Jahwe bezeichnet.

Das ist für uns, die wir im christlichen Kontext aufgewachsen sind, natürlich harter Tobak. Der Gott, zu dem ich bete und den ich um etwas bitte, soll ein »Untergott« sein, dem wir den ganzen Schlamassel auf der Welt zu »verdanken« haben?

Nun ja, dann würde sich allerdings die immer wieder auftauchende Frage erübrigen: Wie kann Gott all das zulassen, was an Kriegen, Ungerechtigkeit und schließlich auch Krankheit entsteht. Wenn diese Welt Ausdruck der Unvollkommenheit seines Schöpfers wäre, dann ließe sich das alles tatsächlich besser verstehen. Dann wäre der Schöpfer so unvollkommen wie seine Schöpfung.

Wenn es aber einen wirklichen Gott gibt, dessen Reich nicht von dieser Welt ist, ja dann…

5

Mein Reich ist nicht von dieser Welt

Also hat »Gott« , das höchste Wesen, diese Welt gar nicht geschaffen? Hat er dann Interesse an ihr? Hat er dann Interesse an mir? Sollte ich nicht dann eher zu dem Schöpfergott beten, der ja anscheinend die Welt erschaffen hat und der vielleicht Interesse an mir, seiner Schöpfung, hat? Bete ich dann… ja, zu wem eigentlich? Im vorletzten Kapitel hatten wir ja schon einmal vom Diabolos gesprochen. Bete ich in der Annahme, dass ich zu Gott bete, dann den Herrn dieser Welt an, der mir diese Welt angenehmer machen soll? Ach, Herrje…

Die Freimaurer nennen diesen Schöpfergott A.B.a.W., Allmächtiger Baumeister aller Welten. Sie überlassen jedem Mitglied die Wahl selbst, wen oder was er dahinter sieht.

Wie sieht es mit Jesus aus, der die zentrale Person im Christentum ist. Zu wem betet er?

Dass er mit dem Herrn dieser Welt nichts zu tun haben will und ihm eine Abfuhr erteilt, haben wir ja schon gesehen. Aber gibt es Belege dafür, dass er uns aus der Dualität, aus dieser Welt, führen möchte?

Allein die Kapitelüberschrift deutet darauf hin, dass er mit dieser Welt nichts am Hut hat. Auch der Satz aus dem Johannes-Evangelium, Kapitel 17 »auf dass sie alle eins seien, gleichwie du, Vater, in mir und ich in dir; dass auch sie in uns eins seien« bringt uns dem Gedanken der Non-Dualität und damit dem Einheitsgedanken näher.

Deutlicher finden wir im Thomas-Evangelium Hinweise auf die Aufhebung der Dualität. Es beginnt mit der Schöpfung außerhalb des Vaters: »Ein Weinstock ist gepflanzt worden außerhalb des Vaters, und da er nicht befestigt ist, wird er mit seiner Wurzel ausgerissen werden und verderben.« (Vers 40)

Dann gibt Jesus sehr viele Hinweise auf den Weg aus der Dualität:

»Wenn zwei miteinander Frieden schließen in diesem einen Hause, werden sie zum Berg sagen: Bewege dich fort, und er wird sich fortbewegen.« (Vers 48)

»Wenn ihr die zwei zu eins macht, werdet ihr Söhne des Menschen werden. Und wenn ihr sagt: Berg, bewege dich fort, wird er sich fortbewegen.« (Vers 106)

Jesus sprach zu ihnen: »Wenn ihr die zwei zu eins macht und wenn ihr das Innere wie das Äußere macht und das Äußere wie das Innere und das Obere wie das Untere und wenn ihr das Männliche und das Weibliche zu einem einzigen macht, so dass das Männliche nicht männlich und das Weibliche nicht weiblich ist, und wenn ihr Augen macht anstelle eines Auges und eine Hand anstelle einer Hand und einen Fuß anstelle eines Fußes, ein Bild [εἰκών] anstelle eines Bildes, dann werdet ihr in [das Königreich] eingehen.« (Vers 22)

Und dann gibt er noch Hinweise auf die »Wirklichkeit«, die immer auch als das »Reich Gottes« bezeichnet wird:

»Ich werde euch geben, was kein Auge gesehen und was kein Ohr gehört und was keine Hand berührt hat und was nicht im menschlichen Sinne aufgekommen ist.« (Vers 17)

Also scheint auch Jesus ein Prediger der Non-Dualität zu sein und uns auf das hinzuweisen, was nicht in dieser Welt liegt und nicht in ihr zu finden ist, sondern nur jenseits der Materie. Das heißt aber nicht, dass wir sterben sollen, um das Reich Gottes zu finden, sondern wir sollen unser Trachten von dieser Welt abziehen und uns mit der Wirklichkeit auseinandersetzen, damit wir den Tod nicht finden:

»Wer die Bedeutung [ἑρμηνεία] dieser Worte findet, wird den Tod nicht schmecken.« (Vers 1)

Das ist eine recht andere Sichtweise auf Jesus, als die im Religionsunterricht gelehrte. Um uns tatsächlich wieder in die Einheit Gottes zu bewegen, gilt es nicht, diese Welt hier möglichst gut zu bewältigen, sondern ihren Illusionscharakter zu erkennen, die Dualität zu überwinden und in uns selbst die Einheit mit allem, was ist, wieder herzustellen.

Hierzu haben wir im vorletzten Kapitel mit unserer kleinen achtsamen Atemübung begonnen. Die kleine Pause des Atems bringt uns zwischen die Pole dieser Welt, und wir finden darin den Frieden Gottes.

Jetzt bleibt aber immer noch die Frage: Wer hat denn nun den Schöpfer dieser Welt geschaffen? Und wozu?

6
Wer schöpft den Schöpfer?

In keinem religiösen Text wird auf diese Frage wirklich vertieft eingegangen. Entweder wird gleich von einem Schöpfergott gesprochen, und es interessiert niemanden, wo der eigentlich herkommt, oder es wird von einer »Urmaterie« erzählt, aus der sich dann Götter geformt haben. Auch hier wird die Frage nach dem Herkommen dieser Materie nicht beantwortet. So bleibt es also den großen Denkern überlassen, sich über dieses Thema auszulassen. Und besonders die griechischen Philosophen haben sich darüber Gedanken gemacht.

Da gibt es zum Beispiel die Idee, dass die Welt gar kein bewusster Schöpfungsakt war, sondern, gleichsam wie unsere Haare auf dem Kopf, aus dem göttlichen Prinzip herausgewachsen ist. Die Welt lebt dann unbeachtet von ihrem Ursprung einfach so vor sich hin und entwickelt sich eben so, wie wir sie vorfinden. Andere Philosophen streiten sich um die Frage, ob aus nichts etwas entstehen kann, oder ob daher immer etwas dagewesen sein muss. Allerdings wird dieser Moment der Schöpfung und das Warum nicht wirklich erklärt.

Wir werden uns hier der gnostisch-buddhistischen Sichtweise anschließen: Schöpfung hat gar nicht stattgefunden und ist im Angesicht der Ewigkeit nur ein winzig kleiner Hauch, der gar nicht wahrgenommen werden kann. Alle vermeintlichen Wahrnehmungen, die wir ja schon als »Wahrgebungen« bezeichnet haben, sitzen der Illusion von Zeit und Raum auf, die unsere findigen Physiker schon längst widerlegt haben.

Wenn also diese »Realität« sowieso nur Schein ist, dann brauchen wir uns wirklich um diesen Gedanken nicht weiter zu kümmern, zumal es anscheinend keine wirklich »wahre« Aussage dazu zu geben scheint. Die netten Meinungen, dass es einen liebenden Gott gibt, der sich daran erfreut, welche Erfahrungen wir machen und uns irgendwann ob unserer Taten richten wird... diese Ideen können wir dann wohl allmählich als »frommen Wunsch« bezeichnen.

Wenn wir wirklich auf der Suche nach dem Göttlichen Prinzip und letztendlich der Heilung sind, dann müssen wir uns fragen, wie es unser Ego schafft, uns immer wieder eine Illusion vorzugaukeln und uns darin gefangenzuhalten, beziehungsweise, warum es uns so schwerfällt, aus dieser Illusion auszusteigen.

7
Das System des Egos

Damit wir den Ausstieg tatsächlich hinbekommen, müssen wir uns näher mit der Art und Weise, wie das Ego uns eine so perfekte Illusion hinzaubert, beschäftigen. Hierbei entlehnen wir aus dem allgemeinen Sprachgebrauch einige Wörter, die in diesem Zusammenhang jedoch teilweise eine neue Bedeutung erhalten: Trennung, Schuld und Vergebung.

Beginnen wir mit dem Gedanken der Trennung.

Wenn es in der unendlichen Wahrheit und aus Sicht der Quelle gar keine Schöpfung gibt, dann ist der Glaube daran, dass es eine Trennung von der Quelle geben könnte, der erste Irrsinn, den uns das Ego glauben machen will.

Warum tut es das? Weil es die einzige Möglichkeit für den eigenen Erhalt darstellt. Würden wir sofort wahrnehmen (und wer hindert uns eigentlich daran?), dass es keine Polarität gibt, dass alle Trennungs- und Besonderheitsgedanken letztendlich Illusion sind, dann würde wer verschwinden? Natürlich, unser Ego!

Es dient ja gerade der Be-Sonderung, dem Ab-Spalten, der Trennung zwischen mir und dir. Es macht uns seit Eva und dem Biss in den Apfel klar, dass es Trennung gibt. Jede Sekunde hält es in unserem Bewusstsein diesen einen Gedanken wach, dass wir in einer polaren Welt leben und zu werten haben, uns zu entscheiden haben zwischen den Polen. Gäbe es diesen Irrsinn nicht, dann hätten wir sofort wieder das Paradies auf Erden, und das ganze Spiel um dich und mich und Krieg und Frieden verschwände im selben Augenblick. Trennung ist eine Illusion!

Was hat es dann mit der Schuld auf sich? Nun, dieses Thema Schuld kennen wir aus frühester Kindheit. Wir haben etwas umgestoßen, es geht kaputt. Wer war es? Ich nicht!

Um einer Bestrafung zu entgehen, wird die Schuld geleugnet und auf den Hund geschoben, der war es! Schuld an etwas zu haben und damit vielleicht der Böse zu sein, wollen wir auf jeden Fall vermeiden.

Denn eines kann sich unser Ego unter keinen Umständen vorstellen: geliebt zu sein, ganz gleich, was man tut und wer man ist.

Diese Liebe hat das Ego durch seine Abkehr von der Einheit aus seiner Sicht verspielt. Es baut sich also eine recht verrückte und irrsinnige Strategie auf: »Da ich mich aus der Einheit begeben habe und dafür wahrscheinlich bestraft werde, muss die Quelle böse sein, und ich bin gut. Mit so einem blöden Gott möchte ich nichts mehr zu tun haben, und ich konzentriere mich lieber auf mich selbst. Ich bin derjenige, den ich beschützen muss, denn das da draußen ist böse. Ich schaue als genau nach draußen, um zu entdecken, dass die anderen böse sind und ich mir damit beweisen kann, dass ich gut bin!«

Damit beginnt also eine ziemlich verrückte Reise in eine Welt von Gut und Böse und die Projektion von vermeintlicher Schuld nach außen. »Die anderen sind Schuld, nicht ich!« Das passt dann wunderbar zum Konzept der Trennung. Wenn ich also Trennung aufrechterhalte, dann kann ich diese Projektion immer wieder nach außen geben, mit dem Finger auf dich zeigen und mich selbst dabei gut fühlen.

Die Konzepte von Trennung und Schuld bedingen sich also gegenseitig: ohne Trennung keine Schuld und ohne Schuld keine Trennung. Passt. Das System des Egos ist damit fest zementiert und funktioniert fast perfekt.

Gäbe es da nicht ab und an dieses seltsame Gefühl, »das kann doch nicht alles gewesen sein!«

8

Vergebung als Heilsweg?

So, wie wir Vergebung gemeinhin praktizieren, wird die Trennung aufrechterhalten. Da gibt es jemanden, der uns etwas angetan hat, der gemein war oder uns verletzt hat. Wenn wir jetzt demjenigen »vergeben« im Sinne des Egos, reichen wir ihm von einem moralischen Sockel herab unsere Hand und schenken ihm unsere Gnade. Der andere fühlt sich dadurch nicht wirklich erleichtert oder entlastet, sondern spürt, dass der Graben zwischen ihm und dem Vergebenden noch tiefer geworden ist. Das Prinzip der Trennung und Schuldzuweisung hat wieder ein Opfer gefunden und stärkt das Egospiel.

Vergebung im Sinne der Quelle kann nur heißen, dass es gar keiner Vergebung bedarf. Denn wenn es keine Trennung gibt, dann gibt es da draußen auch niemanden, der dir etwas angetan haben könnte. Sie selbst haben durch Ihren Glauben an Trennung und Polarität diese Situation geschaffen und sich dieses Ereignis selbst geschaffen. Wenn es keine Schuld gibt, dann gibt es auch keinen Schuldigen.

Auch Sie selbst sind nicht schuldig, weil Sie sich wieder dem Gedanken von Trennung und Schuld überlassen haben. Sie haben in diesem Moment die Möglichkeit, diese Illusion als solche zu erkennen. Dies gelingt um so leichter, wenn Sie sich unserer Übung erinnern und wieder tief atmen und die Stille in sich wahrnehmen. Sie wird Sie sofort von der Bewertung und den Trennungsgedanken entfernen und Sie mit dem verbinden, was wirklich ist. Was bleibt dann übrig?

Vielleicht kommt der Gedanke an die Vergangenheit auf, und Sie sind gleich wieder aus dem gegenwärtigen Augenblick gefallen. Im System der Zeit, und nur hier, gibt es Erinnerungen, die Sie mit Gefühlen einfärben und aus denen Sie sich wieder bewertende und bewertete Situationen schaffen.

Dann gibt es auch Zukunft, vor der Sie sich fürchten können und bei der es nötig sein könnte, sich vor weiteren Verletzungen zu schützen. Wenn Sie in das Geheimnis des Augenblicks eintauchen, dann verschwinden diese Ängste, und allmählich kann sich Ruhe und Liebe ausbreiten. Jetzt ist es nicht mehr nötig, zu bewerten, zu trennen, zu vergeben. Das ist das Geheimnis, das in allen Religionen von den Mystikern und Erleuchteten gelehrt wird: Bleibe im Hier und Jetzt, dann wird dir ohne Zweifel Erleuchtung zuteil.

Diese Gedanken sind anfänglich sehr schwer zu akzeptieren, und unser Ego schreit förmlich auf und behauptet: »Das ist nicht wahr, das ist nicht die Wahrheit! Ich weiß doch genau, was ich erlebt habe! Und das soll alles von mir erschaffen sein? Das kann nicht wahr sein, ich habe mir das doch nicht eingebildet. Das ist doch esoterischer Schwachsinn!«

So oder so ähnlich könnte der Gegenschlag aussehen, den unser Ego austeilt, um sein eigenes System aufrecht zu erhalten. Es stellt sich also die Frage: »Was ist wirklich wahr?«

Damit ist der Kreis geschlossen. Innerhalb der Polarität wird sich immer wieder die Macht der Zeit bemerkbar machen. Wir werden aufgespalten zwischen Vergangenheit und Zukunft, hin- und hergerissen und ihr Opfer.

Schaffen wir es jedoch, ganz in den Augenblick einzutauchen, dann kommt eine tiefere Wahrheit zum Vorschein. Hier ist die Auflösung der Pole wahrzunehmen. Unser Ego wird also alles probieren, um uns von diesen tiefen Erfahrungen abzuhalten. Es wird alles Mögliche inszenieren, damit wir wieder mit den alltäglichen Problemen beschäftigt sind und alles hier Gelesene wieder vergessen.

Fazit und Ausblick

Warum stehen solche mystischen und metaphysischen Gedanken in einem Buch für Krebspatienten? Was habe ich als Patient von solchen philosophischen Betrachtungen?

Wenn Sie sich die Zeit genommen haben und dieses Buch tatsächlich bis hierher durchgelesen haben, dann werden Sie die Antwort erahnen können. Was ist Ihre Krankheit? Ist sie eine Strafe Gottes? Hat sie Ihnen etwas zu sagen? Hat sich vielleicht durch das Lesen dieser Zeilen etwas verändert?

Im besten Fall erkennen Sie, dass wahre Heilung mit dem Frieden im eigenen Herzen anfängt. Wenn Sie diesen Frieden verlieren, wird es in Ihrem Leben immer wieder Situationen geben, die Ihr Herz in Unfrieden stürzen, in denen Sie anfangen zu richten und zu urteilen, und dann sind Sie wieder am Teilen und Bewerten, und dies kann meines Erachtens sehr schnell auf den Körper schlagen und zu Krankheit führen.

Wenn Sie das nicht mehr für sich wollen, dann hoffe ich, dass Sie sich die Übungen hier im Buch vornehmen und den inneren Frieden wirklich erfahren. Durch die *erlebten* Erkenntnisse kommen Sie allmählich näher an die Wahrheit, und die Augenblicke, in denen Sie ganz im Hier und Jetzt weilen, werden länger! Dies wird enorme Auswirkungen auf Ihren Körper haben, das kann ich Ihnen versprechen, denn ganz viele meiner Patienten haben dorthin gefunden und enorme Genesungsfortschritte erlebt.

Lesen Sie dieses kleine Buch immer wieder einmal durch und arbeiten Sie damit. Ich würde mich freuen, wenn Sie mir Feedback geben, wie es sich in Ihrem Leben ausgewirkt hat.

Und vielleicht wagen Sie sich irgendwann an den »Kurs im Wundern«. Besonders der zweite Teil meines Buches bezieht sich auf ihn. Hier finden Sie viele Übungen und vertiefte Botschaften zu dem, was wirklich Wirklichkeit ist.

Ich hoffe, dass die Erkenntnis, wie tief unsere innere Verfassung mit Krankheit und Gesundheit zusammenhängt, sich immer mehr verbreitet. Natürlich haben Chemotherapie und Strahlentherapie viele Tumoren zerstören können, aber wurde damit jemals eine Ursache betrachtet, geschweige denn bearbeitet? Wenn Sie sich für die klassischen schulmedizinischen Behandlungsarten entschieden haben, dann ist das sicherlich für Sie richtig. Was spricht aber dagegen, Ihre Seele und Ihren Körper auch auf alternative Art und Weise zu unterstützen und damit ganzheitlicher an Ihren Genesungsweg zu gehen? Ich denke, dass vieles dafür spricht!

Ich wünsche Ihnen alles Gute auf Ihrem Weg in die Genesung!

Über den Autor

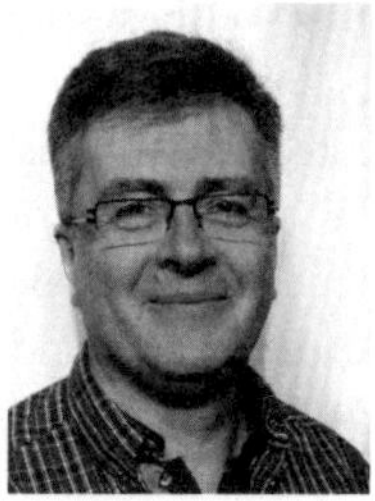

Thomas Bach, Jahrgang 1962, begann nach einer Beamtenlaufbahn eine Ausbildung zum Heilpraktiker und in systemischer Therapie. Er war fünfzehn Jahre an der Vita-Natura-Klinik für Ganzheitsmedizin als Psychoonkologe (psychologischer Begleiter von Krebspatienten) tätig und hat schon über zweitausend Menschen auf dem Weg in die Genesung begleitet. Heute lebt er in der Nähe von Bamberg und arbeitet als Heilpraktiker, Psychoonkologe und Berater im betrieblichen Gesundheitsmanagement.

Mehr unter www.eb-systemix.de

Ein Weltbestseller in neuer Fassung

Schon vor 2.500 Jahren wurde einer der weltweit auflagenstärksten Lebensratgeber von Meister Laozi, das »Daodejing« (früher: »Tao Te King«), verfasst. Hermann Hesse, Erich Fromm, Berthold Brecht und andere bedeutende Persönlichkeiten nutzten die inspirierenden Weisheiten von Meister Laozi, um ihre individuellen Vorstellungen von einem guten Leben zu entwickeln. Diesen lebenspraktischen Ansatz herauszuarbeiten und uns nutzbar zu machen, ist das Anliegen dieser neuen Nachdichtung.

Laozi, Anette Oelkers
Das DAO leben
Das Daodejing heute
Klappenbroschur mit Prägung, 256 Seiten,
ISBN 978-3-89060-651-4

Genug gewünscht!!

Wir sind gewohnt, nach immer mehr zu streben; dabei haben wir doch schon so viel! – Wissenschaftliche Studien haben bestätigt, dass wir deshalb nicht glücklicher und zufriedener sind als Menschen, die wenig haben. Dieses Buch will uns mit seinen kurzen, feinsinnigen Aphorismen daran erinnern, dass es uns glücklich macht, immer wieder aufs neue die innere Haltung einzunehmen, »ohne Verlangen« zu sein. Die Texte sind leicht und anmutig, und man spürt darin die Weisheit und Gelöstheit des Alters. Dieses Kleinod von einem Buch wurde in Japan mehr als 400.000 mal verkauft.

Shozo Kajima
Motomenai – Ohne Verlangen
Bibliophile Klappenbroschur, 144 Seiten,
bitte beachten: japanische Aufschlagrichtung!
ISBN 978-3-89060-602-6

Eine unglaubliche Geschichte – oder nicht?
»Plötzlich war dieser Name da und mit ihm eine noch nie gespürte Schwingung in meinem Herzen: schwermütig, traurig und auf eine seltsame Weise fordernd.« So beginnt der Roman einer Frau, die plötzlich nach Irland reist und in ein früheres Leben eintaucht, wo es um Mönche, Soldaten, Schmerz, aber auch um eine große Liebe geht. Eine spannende wahre Geschichte mit Humor erzählt, ein absoluter Lesegenuss.

Ingrid Lipowsky
Engel reisen immer ohne Gepäck
Eine mystische Irland-Reise
Paperback, 224 Seiten
ISBN 978-3-89060-068-0

Heilung liegt in unserer Hand
Mit diesem Buch und der beiliegenden CD kann jeder auf sehr einfache Art und Weise für bessere Gesundheit und Wohlbefinden sorgen. Die Methode verbindet die Arbeit mit den Geisteskräften nach Catherine Ponder mit der Quantenheilung und ist so klar und einfach, dass sie jeder für sich selbst anwenden oder auch mit anderen Heilmethoden kombinieren kann. Mit diesem Buch und der CD können Sie einfach anfangen, jetzt und sofort.

Ute-Lisa Schumacher und Ilona Wegener
Das Licht in deinen Händen
Quantenheilung der zwölf Geisteskräfte
Paperback, 160 Seiten, mit CD, ca. 70 Min.
ISBN 978-3-89060-661-3

Sie finden unsere Bücher in Ihrer Buchhandlung oder im Internet unter www.neue-erde.de

Im deutschen Buchhandel gibt es mancherorts Lieferschwierigkeiten bei den Büchern von NEUE ERDE. Dann wird Ihnen gesagt, dieses oder jenes Buch sei vergriffen. Oft ist das gar nicht der Fall, sondern in der Buchhandlung wird nur im Katalog des Großhändlers nachgeschaut. Der führt aber allenfalls 50% aller lieferbaren Bücher.

Deshalb: Lassen Sie immer im VLB (Verzeichnis lieferbarer Bücher) nachsehen, im Internet unter **www.buchhandel.de**

Alle lieferbaren Titel des Verlags sind für den Buchhandel verfügbar.

Bitte fordern Sie unser Gesamtverzeichnis an unter

NEUE ERDE GmbH
Cecilienstr. 29 · 66111 Saarbrücken
Fax: 0681 390 41 02 · info@neue-erde.de

NEUE ERDE